MÉMOIRE

SUR

L'EMPLOI DES CAUSTIQUES

DANS QUELQUES MALADIES DE L'URÈTRE.

MÉMOIRE

SUR

L'EMPLOI DES CAUSTIQUES

DANS

QUELQUES MALADIES DE L'URÈTRE,

Par le Dr CIVIALE.

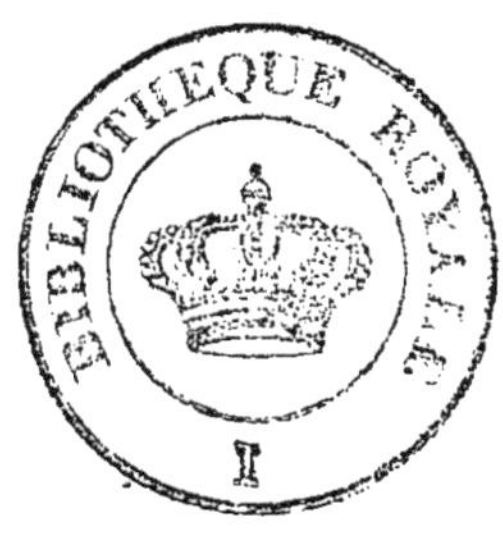

PARIS,

IMPRIMÉ CHEZ PAUL RENOUARD,

RUE GARANCIÈRE, **5,** F. S.-G.

1842.

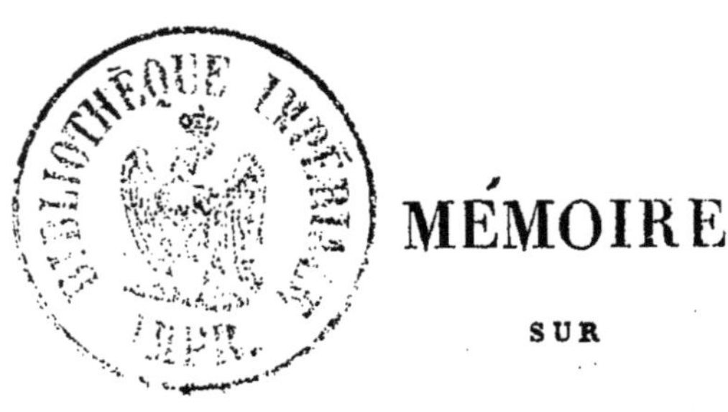

MÉMOIRE

SUR

L'EMPLOI DES CAUSTIQUES

DANS QUELQUES MALADIES DE L'URETRE.

1re PARTIE. — Cautérisation des rétrécissemens urétraux.

L'application des caustiques pour combattre les coarctations urétrales est une opération fort ancienne. On l'a employée, tantôt comme méthode générale, tantôt seulement lorsque les autres moyens avaient échoué, et les occasions de la mettre en usage n'ont jamais dû être rares, puisque l'un des principaux caractères des rétrécissemens est de résister souvent à tout ce qu'on peut tenter pour les combattre.

I. *Principaux procédés pour cautériser l'urètre.*

L'un des premiers procédés connus est celui d'Alphonse Ferri, qui employait du précipité rouge, de l'orpiment ou du vert-de-gris, incorporé dans un mucilage et placé au bout d'une bougie ordinaire.

On eut ensuite recours à des bougies recouvertes d'une substance molle, sur laquelle, après un court séjour dans l'urètre, le rétrécissement laissait une empreinte, qui faisait apprécier la situation et, jusqu'à un certain point, la figure de l'obstacle. Lorsque la bougie était refroidie, on enlevait une petite quantité de la cire, on agrandissait la dépression produite par le rétrécissement, et l'on remplissait le creux avec une substance escharotique, disposée sous forme d'em-

plâtre (1). On graissait l'instrument ainsi armé, et on l'intro-
duisait dans l'urètre à la même profondeur, en ayant soin que
le caustique fût dirigé du côté de l'obstacle.

Ce procédé a des inconvéniens graves, qui l'ont fait aban-
donner. Il expose les parties saines du canal à l'action du
caustique, ce qui est susceptible d'entraîner des accidens.
La bougie peut même, en se ramollissant, se déformer de manière à ne pas atteindre jusqu'à la partie malade. A côté de
ces défauts et d'autres encore qu'on a signalés, s'en trouve
un dont on parle à peine, quoiqu'il rende le procédé impraticable : c'est qu'on ne peut armer ainsi que des bougies
d'un certain volume, à l'introduction desquelles s'oppose l'é-
troitesse du rétrécissement.

A ce procédé on en substitua un autre plus facile, et susceptible d'une application plus générale : c'est l'incorporation
du caustique dans la substance même de la bougie. De là
les bougies escharotiques, dont l'usage fut si répandu pendant long-temps, et dont la composition fut presque toujours
tenue secrète. Bien que je sois fort éloigné de penser qu'il
puisse être avantageux, sous aucun rapport, d'en revenir à
de vieux arcanes, dont la plupart offraient un monstrueux
assemblage de substances hétérogènes (2), je crois qu'on
a eu tort de dédaigner les faits qui établissent authenti-
quement l'efficacité des bougies escharotiques, dont les in-
venteurs parvenaient quelquefois à guérir les rétrécissemens
les plus opiniâtres, quoique aucun d'eux n'eût songé à gu-

(1) L'un de ces caustiques était composé comme il suit : vert-de-gris, orpiment, vitriol et alun de roche, de chaque une once : on mettait ces substances dans du vinaigre fort, on exposait le tout au soleil de la canicule, on
broyait bien le mélange lorsqu'il était desséché, puis on l'arrosait avec du vinaigre ; au bout de neuf jours, on ajoutait deux onces de litharge et quatre
onces d'huile rosat, et l'on faisait cuire jusqu'en consistance convenable.

(2) Bouquier faisait ses bougies avec trois emplâtres dans la composition
desquels il entrait quatre vingt-sept drogues.

rantir de leur action les parties saines du canal. L'art aurait
peut-être gagné à ce qu'au lieu de les proscrire en bloc, on
se fût attaché à en corriger la fabrication, à modifier la manière de les employer, et à préciser les cas dans lesquels il
peut y avoir convenance ou même utilité d'y recourir. On
verra plus loin ce que j'ai tenté sous ce rapport.

Quelques praticiens, Paré entre autres (1), employaient
les caustiques à l'état de poudres, qu'ils introduisaient dans
l'urètre et appliquaient sur le point malade, au moyen
d'une canule et d'un stylet métalliques. C'est de cette manière que Loyseau traita Henri IV d'un rétrécissement. L'une
des poudres alors en usage, et dont nous avons conservé la
formule, était composée de sabine, d'ocre, d'antimoine et de
tutie. Ces caustiques pulvérulens n'eurent pas un grand
succès, et l'on revint promptement à la forme emplastique.
De là ces opiats ou pommades dont chaque praticien se disait
possesseur exclusif et vantait à l'envi des autres la puissante efficacité. Cependant les caustiques ainsi incorporés
sont tombés à leur tour dans le discrédit, et si quelque chose
doit étonner, c'est qu'ils aient joui si long-temps de la faveur
générale. Leur principal inconvénient était d'agir sur les parties saines de l'urètre aussi bien que sur les points malades,
et de pouvoir occasionner des accidens graves, des hémorrhagies, des rétentions d'urine, l'induration des parois urétrales, même des phénomènes d'irritation générale. Henri IV
en fut très malade, et l'on accusa son chirurgien d'avoir
voulu l'empoisonner. «Mais le roi, assuré de ma fidélité,
« dit Loyseau, et sachant bien que cela venait d'ailleurs,
« me fit la faveur de parler pour moi, et me justifia en la

(1) Lorsque les *carnosités* étaient dures, Paré commençait par les commi-
nuer, les rompre, les user, les diviser avec un instrument approprié ; il avait
recours ensuite à sa poudre corrosive. Cette combinaison lui réussissait souvent. *« Je le puis asseurer*, dit-il, *que j'en ai fait de belles cures. »*

1.

« présence du duc de Bouillon et de plusieurs autres. » Cependant la guérison du monarque ne conquit pas de partisans au procédé de Loyseau. Les auteurs du temps citent même plusieurs cas de mort par l'emploi des escharotiques.

En se multipliant, les exemples des fâcheux effets de ce traitement frappèrent l'attention des observateurs : mais ils furent attribués à la substance et à la manière de l'employer, plutôt qu'à l'action exercée par la cautérisation. Aussi, sans renoncer à la méthode elle-même, eut-on recours à des substances dont l'application pouvait être dirigée avec plus de sûreté et l'action restreinte au point malade. C'était là une amélioration positive, et l'on s'explique bien l'enthousiasme qu'elle excita. D'ailleurs, le nouveau procédé, imaginé par Wiseman, compta bientôt l'illustre Hunter parmi ses partisans les plus zélés, circonstance qui n'est peut-être pas étrangère à la vogue que la cautérisation acquit en Angleterre. En effet, les Anglais l'ont employée jusqu'à l'abus, et ils ont publié des écrits sans nombre pour en célébrer les succès ; mais, chose digne de remarque, elle a fini par tomber chez eux dans un tel discrédit, qu'il n'est peut-être pas aujourd'hui de contrée où l'on cautérise moins souvent l'urètre que dans les trois royaumes.

Le procédé de Hunter consiste à introduire jusqu'à l'obstacle, et au moyen d'une canule métallique, un morceau de nitrate d'argent fixé à l'extrémité d'un stylet également métallique, et retenu, soit par de la cire à cacheter, soit par des mors semblables à ceux d'un porte-crayon.

On lui a fait des reproches qui sont généralement fondés ; mais quoique plusieurs aient été écartés depuis par d'heureuses modifications, le principal, celui qui suffit pour faire proscrire le procédé lui-même, subsiste toujours. Il tient à ce que la pierre infernale, au lieu de s'appliquer sur le point rétréci, entre en contact avec les régions de l'urètre situées au-devant du rétrécissement. Elle agit donc d'avant en arrière, et attaque les parties saines du canal, ou n'agit tout au plus que sur l'orifice de la coarctation.

A ce procédé Home en substitua plus tard un autre, la *bougie armée*. Celui-là consiste à enchâsser un morceau de nitrate d'argent au bout d'une bougie emplastique assez volumineuse pour remplir le canal sans y être serrée. Le caustique est assujetti solidement dans le lieu destiné à le recevoir, et de telle manière que son extrémité seule reste à découvert. Après avoir reconnu la situation de l'obstacle, au moyen d'une bougie simple, on introduit la bougie armée jusqu'au rétrécissement, contre lequel on la maintient appliquée pendant une minute, en exerçant une pression douce et uniforme.

Dans ce nouveau procédé, le caustique agit encore d'avant en arrière sur la partie de l'urètre qui précède le rétrécissement, et il n'atteint pas moins la circonférence du point rétréci que la coarctation elle-même. Aussi expose-t-il à beaucoup d'accidens, non-seulement parce que, suivant la remarque fort exacte de Ducamp, le chirurgien ne sait ni ce qu'il épargne, ni ce qu'il détruit, mais encore parce que le caustique, pouvant se détacher, produit alors des lésions d'autant plus profondes, que, comme il vient à se dissoudre, son action porte presque tout entière sur la paroi inférieure du canal, et enfin, parce qu'il suffit d'une fausse direction imprimée à la bougie pour attaquer les parois urétrales, surtout quand le rétrécissement existe à la courbure. Cet accident est même d'autant plus à redouter ici, que, le caustique étant à nu, il brûle tout ce qu'il rencontre. Quant à la rétention complète d'urine, à l'hémorrhagie et à la récidive de la coarctation, etc., qui ne sont pas rares après l'emploi de la bougie armée, comme on les observe de même après d'autres procédés, et qu'elles se rattachent à la méthode en général plutôt qu'à telle ou telle manière de l'appliquer, il y aurait de l'injustice à les mettre sur le compte d'un procédé plutôt que des autres. J'y reviendrai donc ailleurs.

La cautérisation d'avant en arrière n'en demeure pas moins chargée d'inconvéniens propres à elle seule, que les tentatives de quelques chirurgiens modernes, entre autres Charles Bell, Whately et Macilwain ont bien pu atténuer, mais sans les faire disparaître entièrement. Qu'importe, en effet, qu'on fixe le caustique à l'extrémité et un peu sur le côté d'une petite bougie, après l'avoir réduit en pâte à l'aide d'une substance mucilagineuse, comme le conseille M. Whately ; ou qu'au moyen d'une grosse bougie, sur l'extrémité de laquelle le nitrate d'argent se trouve assujetti, on exerce contre le rétrécissement une pression telle que le sel liquéfié ne puisse pas s'étendre, ainsi que le veut M. Macilwain ? Toujours est-il que, dans un cas comme dans l'autre, on procède d'avant en arrière, c'est-à-dire sans guide et sans certitude aucune. Cependant si tant d'efforts réunis n'ont pu effacer des vices inhérens au procédé, et quelques-uns à la méthode elle-même, du moins ont-ils contribué à modérer l'enthousiasme que cette dernière avait inspiré. On commença d'abord par ne plus fermer les yeux sur les échecs qu'elle recevait, et bientôt on tint compte des dangers qui s'y rattachent. Un instant, il parut possible de la sauver en remplaçant le nitrate d'argent par la potasse caustique ; mais cette substitution passa presque inaperçue, et la cautérisation tomba peu-à-peu en désuétude.

En 1819, M. Arnott l'arracha de nouveau à l'oubli, en indiquant une série de moyens qui semblent permettre d'appliquer le caustique avec plus de précision, après avoir procuré, sur les dispositions du rétrécissement, des données plus satisfaisantes que celles auxquelles on était arrivé jusqu'alors. Il employait une canule pour conduire sur le point rétréci d'abord une bougie exploratrice, à l'aide de laquelle il prenait l'empreinte de la coarctation, puis le caustique fixé à une tige métallique courbe, entre deux pièces d'une bougie.

Il suffit d'indiquer cet appareil, que nous allons retrouver dans l'ouvrage de Ducamp.

Les travaux de M. Petit et ceux plus importans de Ducamp appelèrent alors l'attention d'un grand nombre de chirurgiens français sur la cautérisation urétrale. En 1822, Ducamp acheva ce que M. Arnott avait ébauché. Il donna aux moyens d'exploration plus d'exactitude et de portée que n'en avaient ceux du praticien anglais, et modifia l'application du caustique, de manière à la rendre pour ainsi dire calculable, et à diminuer la somme des chances de nuire qui jusqu'alors s'étaient trouvées de leur côté. Tel était du moins son but; j'examinerai s'il y atteignit, après avoir décrit sommairement son procédé.

Ducamp commençait par constater la profondeur de l'obstacle à l'aide d'une bougie graduée; puis, au moyen de la sonde dite *exploratrice*, dont j'ai donné la description en exposant le diagnostic des coarctations urétrales, il cherchait à obtenir un relief propre à indiquer le côté plus spécialement affecté de l'urètre et la situation précise de l'orifice du rétrécissement. Pour connaître ensuite la longueur du point rétréci, ou son étendue d'avant en arrière, il y passait une bougie cylindrique et fine, en gomme élastique, couverte de soie plate trempée dans de la cire fondue, qui, après quelques instans de séjour, rapportait une rainure proportionnée à l'épaisseur de l'obstacle. Comme l'introduction des bougies offre souvent des difficultés insurmontables, il avait recours alors à des *conducteurs*, dont l'ouverture antérieure variait de situation, afin qu'elle pût toujours correspondre à l'orifice du point rétréci et représenter ainsi un cône tronqué, par l'ouverture duquel la bougie devait sortir. Une fois instruit des parties qu'il fallait épargner et de celles qu'il était nécessaire de détruire, Ducamp procédait à l'application du caustique. Il employait pour cela un instrument assez compliqué, qu'il nommait *porte-caustique*, et dont voici les principales dispositions. A une canule flexible, de moyenne grosseur, longue de sept à huit pouces et graduée, s'adapte, par un pas de vis, une douille en platine, de même calibre qu'elle, et longue de onze lignes. L'extrémité de cette douille reçoit, également sur un pas de vis de deux lignes et demie, une capsule arrondie, percée antérieurement pour livrer passage au porte-caustique. Celui-ci est un petit cylindre en platine, d'une ligne de diamètre et de dix lignes de longueur, offrant, à cinq lignes de son extrémité antérieure, une goupille d'un quart de ligne, à droite et à gauche. Au-dessous de cette goupille se trouve une rainure, longue de trois lignes, et ayant environ trois quarts de ligne de largeur, dans laquelle on fait couler du nitrate d'argent au moyen d'un chalumeau. Le cylindre en platine est fixé par un pas de vis à l'extrémité d'une bougie de même grosseur, longue de huit pouces et demi. L'intérieur de la douille présente deux arêtes saillantes, qui forment une coulisse dans laquelle glisse le porte-caustique, et qui sont aussi destinées à l'empêcher de sortir pendant l'introduction. On insinue dans la canule le porte-caustique armé, en ayant soin que son extrémité ne dépasse pas la douille : après avoir huilé l'instrument ainsi monté, on l'introduit dans l'urètre jusqu'à l'obstacle ; on pousse alors la tige qui supporte la cuvette à cylindre. Celle-ci sort de la douille, et pénètre dans le rétrécissement. Si l'obstacle est circulaire, on fait tourner la tige du porte-caustique entre les doigts, et le caustique se promène ainsi sur la surface rétrécie entière, en agissant du centre à la circonférence ; si la coarctation est bornée à un seul côté des parois urétrales, on dirige vers ce point seul la rainure du porte-caustique, en ne faisant décrire à l'instrument qu'un quart ou un tiers de cercle, suivant l'étendue du rétrécissement.

Quand il existait plusieurs coarctations, Ducamp les attaquait successivement de la même manière. Il ne passait à la seconde qu'après avoir détruit la première, et ainsi de suite pour les autres. Les applications de caustique ne duraient pas plus d'une minute. Ducamp ne les répétait ordinairement qu'au bout de trois jours, après avoir pris une nouvelle empreinte, qui lui indiquait et les progrès de la cautérisation et les changemens survenus dans le canal. Il ne dépensait pas plus d'un dixième de grain de nitrate d'argent chaque fois, et ne pratiquait qu'un petit nombre d'applications ; car dès qu'il pouvait introduire une bougie n° 6, il en revenait à la dilatation.

A la lecture, le procédé de Ducamp est séduisant : tout y semble pour ainsi dire mathématique ; mais il n'en est plus de même au lit du malade. Quoique le porte-caustique soit un instrument remarquable par la précision avec laquelle il permet de diriger l'action du caustique, les avantages qu'on en peut retirer supposent et des circonstances qui n'existent pas toujours, et l'acquisition de données préalables qu'on ne saurait se procurer. La sonde exploratrice, sur laquelle Ducamp avait spécialement compté pour établir sa méthode, n'a pas répondu à l'attente. Il est constaté, en effet, que si, dans quelques occasions, elle offre une ressource précieuse et qu'on ne doit point négliger, cependant elle n'est point infaillible, et bien plus, elle fournit rarement des renseignemens aussi précis qu'on l'avait d'abord pensé, de sorte que le point essentiel, celui sur lequel repose en entier le procédé de Ducamp, manque de solidité. Les mêmes observations s'appliquent et au conducteur, malgré les formes diverses données à son extrémité, et à la bougie recouverte de cire molle. Ducamp lui-même avait déjà reconnu l'insuffisance des moyens qu'il employait d'abord, puisqu'il proposa ensuite, pour mesurer la longueur des rétrécissemens, d'autres instrumens dont il avoue d'ailleurs s'être peu servi, et qui sont réellement inapplicables ; une coarctation qui leur livrerait passage n'inspirerait de craintes à personne, et pourrait être traitée avec succès par tous les procédés connus. Que penser aussi des bougies flexibles à tête arrondie, analogues aux stylets de Charles Bell, que Ducamp a conseillées pour dilater les rétrécissemens? Il suffit d'avoir observé une coarctation un peu considérable de l'urètre pour être convaincu qu'il y a impossibilité de la traverser avec de pareilles bougies, puisqu'on ne parvient pas même toujours à en introduire d'ordinaires, bien qu'elles offrent des conditions beaucoup plus favorables. Quant au porte-caustique lui-même, outre qu'on découvre rarement quelle est la véritable situation de l'orifice du rétrécissement, la douille fût-elle même percée de manière à y correspondre exactement, il s'en faut de beaucoup que la tige pénètre avec autant de facilité qu'on l'a dit, et très fréquemment même elle ne s'introduit pas du tout, soit qu'elle présente trop de volume, soit que son extrémité aille buter contre le pourtour de l'obstacle.

La plupart des chirurgiens, ceux même qui avaient adopté les opinions de Ducamp avec une sorte d'enthousiasme, furent frappés de ces divers inconvéniens, qu'ils s'attachèrent à faire disparaître, ou du moins à atténuer. Nous en trouvons la preuve dans les nombreuses publications faites à Paris de 1823 à 1826.

M. Lallemand, le plus zélé parmi les propagateurs de la méthode de Ducamp, ne fut pas un des derniers à être frappé des inconvéniens qu'elle entraîne. Pour y porter remède, ce praticien a proposé de remplacer le porte-caustique de Ducamp par un instrument de sa propre invention, qu'il nomme *sonde à cautériser* ou *sonde porte-caustique*. Cet instrument fort simple est composé de quatre parties : 1º un tube gradué, droit ou courbé, en platine, et ouvert aux deux bouts ; 2º un mandrin du même métal, dont l'extrémité supérieure dépasse le tube de sept lignes, tandis que l'inférieure se termine par un bouton olivaire, qui bouche l'ouverture de la sonde, et au-dessus duquel on a ménagé une rainure pour loger le caustique ; 3° un écrou vissé à la partie supérieure du mandrin, et dont le rapprochement ou l'éloignement sur le pas de vis limite à volonté la sortie de ce dernier ; 4° un curseur circulaire muni, d'une vis de pression, et qui entoure la sonde. L'application de l'instrument est facile à concevoir. M. Lallemand en a de plusieurs calibres, depuis le n° 1 jusqu'au n° 6, qu'il emploie successivement après la chute des eschares, et en prenant chaque fois une empreinte, tant pour connaître la distance qui existe entre un premier et un second rétrécissement, que pour s'assurer de la forme et de l'étendue de celui-ci. C'est après avoir cautérisé le dernier qu'il applique de nouveau le caustique sur le précédent, à travers lequel il a déjà pu passer. Tous les rétrécissemens situés à cinq pouces sont attaqués par les sondes droites ; mais, au-delà de la courbure sous-pubienne, il faut des sondes courbes. La cautérisation s'exécute alors en deux fois quand l'obstacle est circulaire ; on brûle d'abord la moitié supérieure avec un mandrin portant le nitrate d'argent sur sa concavité, et le lendemain, ou après la chute de l'eschare, on attaque l'inférieure avec un autre mandrin portant le caustique sur sa convexité. Si le rétrécissement est latéral, on doit faire usage d'un mandrin dont le godet se trouve à droite ou à gauche, suivant le cas.

Avant d'aller plus loin, examinons l'ensemble de cette méthode, à l'égard de laquelle on paraît ne point s'entendre.

Assez généralement, on blâme aujourd'hui la cautérisation d'avant en arrière, telle du moins qu'elle avait été pratiquée depuis Hunter. L'incertitude, les inconvéniens, les dangers même de ce procédé ont été si bien peints par Ducamp d'abord, puis par M. Lallemand, que chacun l'apprécie à sa juste valeur. Et, quoiqu'il se trouve encore quelques chirurgiens qui cherchent à le tirer de l'oubli, la cautérisation de dedans en dehors, par laquelle on l'a remplacé, semble réunir les suffrages. Mais une circonstance à laquelle on n'a

fait aucune attention, quoiqu'elle en méritât une grande,
c'est que ce dernier procédé, tel qu'on prescrit de l'exécuter,
est presque toujours impraticable ou inutile ; impraticable si
le rétrécissement est fort étroit et très avancé ; inutile si la
coarctation est récente et peu étendue. En examinant les divers moyens qui ont été conseillés pour le mettre à exécution,
on est arrêté tout d'abord par cette grave question : Y a-t-il
réellement possibilité de faire traverser au porte-caustique
la coarctation qu'on veut cautériser ? Chacun suppose le
problème résolu, et part de là pour disposer son appareil.
Mais on ne se l'est même pas posé en termes formels, et cependant ce qu'on a regardé comme un fait ne demandant pas
d'examen n'est qu'une supposition gratuite. Telle est la principale raison pour laquelle les nombreux instrumens qu'on a
proposés pour cautériser l'urètre de dedans en dehors, et qu'on
a tant vantés avant même de les avoir essayés, sont tombés
dans le discrédit dès qu'on est venu à les expérimenter. Il
devait en être ainsi, et je n'aurai pas de peine à le démontrer.

Tous ceux qui ont quelque expérience dans le traitement
des maladies des voies urinaires, savent qu'il est fort difficile
de traverser un rétrécissement considérable, à tel point même
que les chirurgiens les plus habiles, munis des instrumens
les plus parfaits, se trouvent arrêtés.

Il est généralement reconnu que les bougies molles sont,
de tous les corps, ceux qui conviennent le mieux pour traverser un rétrécissement. Or les porte-caustiques ont plus de
volume que les très petites bougies. L'avantage n'est donc
point de leur côté, eu égard à la facilité de l'introduction.
Mais si déjà l'on éprouve souvent de si grandes difficultés à
engager dans le point rétréci de l'urètre l'extrémité d'une
bougie fine, d'une sonde déliée, malgré les dispositions favorables au succès de l'opération que présentent ces instrumens, peut-on raisonnablement croire qu'on réussira mieux
avec un porte caustique , instrument compliqué , et si peu

propre à traverser la coarctation? La réponse est négative, et tout ce qu'on a imprimé pour démontrer le contraire porte le cachet de l'inexactitude. Quiconque aurait le moindre doute à cet égard sera sûrement conduit à partager mes convictions, s'il veut prendre la peine de faire quelques expériences, d'autant plus faciles que les cas se présentent pour ainsi dire à chaque instant, et que ces sortes d'expérimentations, peu douloureuses, n'entraînent aucun danger.

Ainsi, on introduit une bougie molle dans un rétrécissement modérément étroit. Cette bougie pénètre, et rapporte une empreinte, qui se répète sur celles par lesquelles on la remplace. Une fois qu'on est bien fixé sur la situation et le degré d'étroitesse du point rétréci, on introduit, d'après les préceptes établis, un porte-caustique aussi parfait que possible, mais non chargé, de manière à ce qu'on ait tout le temps nécessaire pour répéter les essais aussi souvent qu'on le juge à propos. Très rarement ou très difficilement on parvient à engager cet instrument, tandis que la bougie pénètre chaque fois. Je le redis encore, tous les porte-caustiques ne s'introduisent qu'accidentellement dans le point rétréci. Au sortir de la douille ou de l'extrémité du conducteur, ils vont frapper contre la circonférence de l'obstacle, qu'ils refoulent. Cette dépression, le reculement du conducteur et la flexion de la tige du porte-caustique suffisent pour donner un espace égal à l'étendue que ce dernier aurait dû parcourir dans la coarctation, et induisent le praticien en erreur. La cautérisation, qu'il croyait avoir faite sur la face interne du point rétréci, n'a lieu qu'au-devant de ce point. Si l'on pousse l'instrument avec force, si on lui fait exécuter des mouvemens répétés de rotation, comme on le conseille généralement, son bec attaque, détruit et perfore les parois de l'urètre. De là ces nombreuses fausses routes qu'on a observées; de là ces hémorrhagies dont on a parlé, et qui ont été quelquefois assez abondantes pour inspirer de vives inquiétudes. D'ailleurs, dans une foule de cas, la cuvette qui porte le caustique ne sort pas, et, au lieu d'agir sur la coarctation, le nitrate se dissout dans les mucosités qui baignent le conducteur. L'effet de la cautérisation est alors nul, ou à-peu-près, car la plus grande partie du caustique liquéfié reste dans le conducteur, et ce qui parvient à s'écouler au-dehors se mêle avec les mucosités urétrales au-devant du rétrécissement. Le praticien agit donc, contre son intention, d'avant en arrière, ou n'agit pas du tout, ce qui est le plus fréquent.

Ainsi, je le répète avec une conviction profonde acquise tant par ma propre expérience que par celle d'autrui, le procédé suivi depuis Ducamp ne permet pas d'appliquer le nitrate d'argent à la surface interne des coarctations urétrales quand elles sont très serrées. Il n'y a d'exceptions que pour un petit nombre de cas où un hasard heureux a dirigé l'instrument. Ce procédé n'est applicable qu'autant qu'on peut encore passer un instrument volumineux, circonstance qui rend la cautérisation inutile, ou du moins ne permet pas d'atteindre le but indiqué par les auteurs. Comment s'étonr . d'après cela de ce qu'il a fait naître tant d'instrumens et de modes opératoires, aussitôt oubliés que mis au jour ?

Frappé l'un des premiers des défauts du porte-caustique de Ducamp, et de ceux qui sont construits sur le même modèle, je pensai cependant qu'on pouvait les effacer, ou au moins les atténuer, en donnant plus de longueur à la partie du porte-caustique qui excède la cuvette, de manière qu'on fût bien assuré d'avoir entièrement traversé l'obstacle avant de faire sortir le nitrate d'argent du conducteur. J'employai d'abord un instrument métallique; mais depuis j'ai reconnu qu'une sonde flexible est préférable. Le porte-caustique est fixé de manière qu'il fait pour ainsi dire corps avec elle. La partie de la sonde qui le dépasse a au moins un pouce d'étendue; la longueur du bout opposé n'est pas aussi constante ; ordinairement elle s'élève à huit pouces. Les plus petits porte-caustiques ont trois quarts de ligne de diamètre. Leur flexibilité permet qu'ils se prêtent à tous les mouvemens nécessaires. Les conducteurs dont je me servais sont fort simples aussi, et en gomme élastique. Tantôt droits, tantôt courbes, suivant la situation du rétrécissement, ils ont sept pouces de long, sur deux à trois lignes de diamètre, et, comme la plupart des instrumens de ce genre, ils portent une échelle graduée qui sert de guide dans la manœuvre. L'ouverture antérieure est toujours proportionnée au volume du porte-caustique, qui doit la remplir sans y être serré.

Si ces instrumens sont les plus simples qu'on ait proposés, la manière de s'en servir n'est pas compliquée non plus. La seule difficulté qu'on rencontre, lorsque le rétrécissement est considérable, consiste à obtenir que l'extrémité du porte-caustique s'engage dans le point rétréci au moment où elle sort du conducteur. On y parvient quelquefois en procédant avec beaucoup de lenteur, et en exerçant une pression très douce, accompagnée d'une légère traction sur la verge. Mais, dans beaucoup de cas, il faut tâtonner, retirer le porte-caustique, le présenter de nouveau après avoir incliné le conducteur en divers sens, et changer celui-ci dans ces différens tâtonnemens.

Il n'est point à craindre ici que le caustique se dissolve et agisse sur l'urètre au-devant de la coarctation, car on acquiert la certitude que l'obstacle a été franchi avant même que le nitrate d'argent approche de l'extrémité du conducteur, exactement bouché par la portion de sonde qui termine le porte-caustique. Ainsi, à l'aide de cet instrument, on agit avec plus de précision. Mais ce qui s'est passé ici a surtout contribué à faire ressortir les vices du porte-caustique et de la sonde à cautériser.

Il m'est arrivé souvent, comme à tout autre praticien, de ne pas réussir à engager même un très petit porte-caustique dans le point rétréci, quoique j'eusse multiplié les essais, modifié la manœuvre, et employé des conducteurs divers, à ouverture centrale ou latérale. Le porte-caustique ne sortait du conducteur que de deux ou trois lignes ; mais cette faible saillie, qui est suffisante pour induire en erreur quand on emploie l'instrument de Ducamp ou la sonde à cautériser de M. Lallemand, ne saurait entraîner ici aucune méprise. C'est surtout à cette heureuse circonstance que j'attribue de n'avoir jamais ni fait de fausses routes, ni observé les accidens graves qu'a entraînés l'application du caustique en d'autres mains et par d'autres procédés.

L'incertitude dans laquelle laisse ce procédé, et les difficultés qu'il présente me déterminèrent de bonne heure à essayer d'autres moyens.

Dans un grand nombre de cas, j'ai pratiqué la cautérisation de l'urètre au moyen d'un procédé renouvelé de celui dont les anciens faisaient usage. Il consiste à prendre une bougie en cire proportionnée au diamètre du point rétréci, à la rouler sur du nitrate d'argent en poudre dans l'étendue d'un pouce, près de son extrémité, à la frotter ensuite avec un linge, pour enlever la portion de poudre qui pourrait ne pas s'être incorporée avec la cire, et à l'introduire, au moyen d'un conducteur, pour garantir la partie antérieure de l'urètre. On la glisse dans la coarctation, dont on a préalablement constaté la situation et l'étendue en tous sens, par l'emploi des bougies simples, et on ne laisse sortir de la portion imprégnée de caustique que la longueur rigoureusement nécessaire pour atteindre le point malade, ce qu'il est, en général, facile de déterminer d'avance.

Ce procédé mérite la préférence toutes les fois qu'on a besoin de pratiquer une cautérisation circulaire sur une surface étendue, comme il convient quelquefois de le faire pour les rétrécissemens longs, indurés, qui résistent à la dilatation, et dans lesquels on cherche à ranimer la vitalité presque

éteinte. C'est aussi ce qu'on fait chez les sujets atteints de
certains états morbides, ou d'écoulemens urétraux, ayant
leur siége soit dans la partie profonde de l'urètre, soit au
col de la vessie. J'ai fait connaître des cas nombreux de
ces sortes d'applications, dans mon Traité pratique, en
même temps que j'ai indiqué la manière d'agir dans chaque
série de circonstances.

Chaque application ne doit pas durer au-delà d'une à
deux minutes. Une même bougie peut servir à plusieurs reprises. La seconde, et surtout la troisième fois, son action
étant plus lente, on peut la laisser en place pendant cinq
minutes.

L'emploi du conducteur compliquant la manœuvre, on
peut le supprimer; mais alors il faut avoir soin d'enduire la
bougie d'un corps gras, et de l'introduire avec promptitude.

Chacun des principaux procédés que je viens de décrire
pour la cautérisation de l'urètre était appliqué de loin en
loin à des cas qui le réclamaient, et les opinions tendaient à
se fixer de plus en plus sur la valeur de ce moyen thérapeutique, adopté seulement par quelques chirurgiens de second
ordre.

Mais, depuis quelque temps, on cherche à rappeler l'attention sur un sujet qui semblait épuisé, et l'on propose
d'autres moyens, que je vais examiner d'une manière som-
maire.

M. Leroy a tenté, en 1838, de remettre en honneur la
cautérisation d'avant en arrière, telle qu'elle fut employée
par Ambroise Paré, puis appliquée par Hunter, Home, etc.
Il pense que les reproches adressés à cette méthode ne sont
applicables qu'aux procédés d'après lesquels on l'a mise à
exécution, et il recommande des instrumens nouveaux, de
son invention, pour opérer ce qu'il nomme la *cautérisation
rétrograde*, à l'aide de laquelle il prétend être en mesure de
cautériser tous les rétrécissemens, même ceux qu'une bou-

2

gie capillaire ne peut traverser. M. Leroy n'a jamais laissé échapper une occasion de prouver combien son imagination est prompte à lui suggérer des instrumens inutiles, et son esprit apte à formuler des préceptes aventureux. Ce qu'il propose contre les rétrécissemens urétraux peut être mis sur la même ligne que mille autres de ses inventions, qu'on vante toujours beaucoup, mais qui n'ont jamais trouvé à s'appliquer utilement. Toutefois, M. Leroy, en soutenant que son procédé est préférable à ceux de Ducamp et de M. Lallemand, qu'il dit être sujets à de graves accidens, reconnaît que la cautérisation *directe* ne réussit pas toujours, et il propose la déchirure, la scarification, même la résection.

Un autre procédé a été recommandé par M. Cazenave, pour détruire les rétrécissemens qu'il nomme infranchissables, indurés. Ce médecin prend une très petite corde à boyau, dont il arrondit le bout avec de la pierre ponce, et sur laquelle il pratique sept ou huit petites entailles, au moyen d'un canif; puis, dans l'étendue de quelques lignes à un pouce, il la garnit d'une espèce de pâte, préparée avec quinze grammes et demi de poix blanche, huit grammes de cire blanche, et deux grammes d'huile d'amandes douces, mélange dans lequel on incorpore, après l'avoir liquéfié à une douce chaleur, vingt-six grammes de nitrate d'argent fondu et réduit en poudre. La bougie étant ainsi armée, on la porte, avec le secours d'un conducteur, jusqu'au rétrécissement, contre lequel on l'appuie; on pousse la corde dans le pertuis, et on l'y laisse environ une minute et demie, moins si la cuisson est trop forte. Plus tard, on augmente le volume de la corde à boyau. Évidemment, il ne s'agit là que d'une espèce de cautérisation d'avant en arrière, modifiée seulement un peu dans la forme. Si le rétrécissement peut admettre l'extrémité de la bougie armée, il recevra également une bougie simple, une sonde, un stylet, et dès-lors ne sera pas infranchissable. Attendons les faits promis par l'auteur ; mais, si l'on veut juger son mode de cautérisation par ce que l'expérience a déjà enseigné, on en prendra une idée peu avantageuse.

M. Berton a proposé de remplacer le caustique par le cautère actuel, au moyen de l'éponge de platine, placée dans une sonde creuse, ou *porte-cautère*, et à l'extrémité de laquelle se trouve adaptée une vessie pleine de gaz hydrogène, servant à faire rougir le métal, par le courant qu'on détermine en pressant la poche. Une commission de l'Académie de médecine, chargée d'apprécier ce procédé, a déclaré qu'il ne fallait le considérer que comme un objet de curiosité.

II. *Effets de la cautérisation.*

Si l'on rapproche les unes des autres les opinions émises par les partisans eux-mêmes de la cautérisation, sur la manière d'agir de cette méthode de traitement, on est frappé des notables différences qui existent entre elles. Les uns, et ce sont les plus nombreux, tendent à modifier les propriétés vitales de l'urètre, plutôt qu'à consumer l'obstacle, à le ramollir et à faciliter l'action des moyens dilatans qu'ils jugent être indispensables pour obtenir une guérison complète : ils n'ont pour but, en cautérisant, que de changer la nature de la phlegmasie chronique du canal, comme on le pratique dans certains cas d'inflammations cutanées, d'angines, d'ophthalmies. Les autres, au contraire, se proposant de détruire entièrement les tissus morbides par la cautérisation, ne voient dans la dilatation subséquente qu'un moyen inutile ou nuisible, lui attribuent une foule d'inconvéniens ou d'accidens, et vont même jusqu'à l'accuser de retarder la guérison. Ceux-ci veulent qu'on n'applique le caustique qu'aux coarctations linéaires, et pensent que les rétrécissemens longs en repoussent l'emploi ; ceux-là, professant l'opinion inverse, font une loi de n'y avoir recours que pour combattre ces derniers, contre lesquels ils soutiennent même qu'on ne possède pas d'autre véritable moyen de guérir. On en trouve qui ne pratiquent que des cautérisations fort légères, et ne dépensent qu'une faible quantité de substance escharotique ; mais il s'en rencontre aussi qui font durer les applications cinq minutes et au-delà, afin qu'elles agissent profondément. Certains praticiens recommandent de ne recourir au caustique qu'après s'être bien assuré de la situation, de l'étendue, de la direction et du nombre des rétrécissemens, au lieu que quelques autres n'attachent aucune importance à se procurer ces notions préliminaires, et n'hésitent pas, lorsqu'il existe plusieurs coarctations, à les attaquer toutes simultanément, pensant ainsi favoriser le rétablissement du cours de l'urine, et abréger la durée du traitement. Il y en a enfin qui sont d'avis de s'arrêter lorsque les applications ne produisent pas sur-le-champ d'effets avantageux, et d'autres que le résultat, quel qu'il soit, n'empêche pas d'aller toujours en avant, de cautériser même jusqu'à des centaines de fois les malades.

La solution complète des diverses questions qui se soulèvent d'elles-mêmes, à l'occasion de la cautérisation urétrale, exigerait que divers points obscurs d'anatomie fussent éclaircis, et surtout qu'on eût des idées nettes sur la nature et le développement des obstacles qu'il s'agit de détruire. Or, j'ai fait voir qu'à ces deux égards les avis sont encore très partagés. Il ne reste donc qu'à présenter quelques réflexions suggérées par la pratique.

Les anciens cautérisaient dans la vue de détruire les excroissances, auxquelles ils attribuaient la plupart des rétrécissemens. Avec d'autres vues sur ces maladies, les modernes ont recours au même moyen pour faire cesser l'obstacle au cours de l'urine. Cet obstacle varie, eu égard à sa nature, à son étendue, à sa consistance, au lieu qu'il occupe, au temps depuis lequel il existe, à la texture des régions de l'urètre où il siége, etc. Cette seule considération suffit déjà pour faire accueillir avec défiance les opinions qu'on voit chaque jour émettre d'une manière si précipitée.

Si l'on isole l'action du caustique de toute influence étrangère provenant, soit du procédé lui-même, soit de la manière dont on l'applique, voici quels sont les phénomènes qu'elle présente :

1° Un malade a une coarctation commençante qui consiste en une simple bride occupant un seul côté de l'urètre, sur le compte de laquelle la sonde exploratrice et surtout la bougie ont fourni des renseignemens précis. On fait une légère application de caustique. La douleur est faible, elle dure peu, et aucun accident immédiat ne survient; le malade urine mieux qu'auparavant la première fois qu'il se présente, et ne conserve qu'une cuisson très supportable; une légère urétrite se déclare, il s'ensuit une amélioration notable et qui se soutient. Le rétrécissement a disparu, en grande partie du moins, et on peut faire passer une assez grosse bougie. Une multitude de faits attestent ce résultat.

2° Si la coarctation est plus considérable, et que les tissus aient acquis plus de dureté, pourvu que les explorations fournissent des renseignemens non moins positifs, l'action du caustique sera également favorable, et le mieux obtenu à la suite d'une première opération se reproduira après la seconde, même après la troisième, en ayant soin que les applications soient très légères, qu'elles durent peu, et que les nouvelles soient faites plusieurs jours seulement après la chute des eschares. Toutefois l'amélioration ne se manifeste que par une plus grande facilité d'uriner, car on ne peut pas encore introduire une grosse bougie.

3° Quand le rétrécissement est plus grand encore, l'action du caustique devient différente, quoiqu'on obtienne toujours des empreintes exactes, et qu'on puisse donner le même degré de précision au procédé. Il y a moins souvent du mieux après la première application; le malade en éprouve un moins sensible encore après la seconde, et celles qui viennent après n'en procurent plus aucun. Si l'on persiste, si surtout on fait des applications plus fortes et plus longues, l'amélioration obtenue d'abord s'évanouit bientôt, et l'état devient plus grave qu'il n'a jamais été; quelquefois d'abondantes mucosités s'écoulent de l'urètre, l'émission de l'urine se fait avec peine, il y a malaise général, de la fièvre et un état fort incommode d'agacement nerveux, le canal devient sensible et douloureux au toucher, l'introduction d'une sonde ou d'une bougie est supportée difficilement; on se voit obligé de suspendre tout traitement et de mettre le malade à l'usage des antiphlogistiques, des calmans; parfois même les accidens immédiats ont plus d'intensité, et il en survient, tels qu'hémorrhagie, strangurie, douleurs vives, etc., qui exigent de prompts secours.

La fréquence, on pourrait même dire la constance des divers phénomènes qui ont lieu dans ces divers cas, m'avait paru, ainsi qu'à beaucoup d'autres praticiens, autoriser à penser que le caustique détruisait sans retour les rétrécissemens qui ne consistaient qu'en une simple bride, et que si la destruction était moins complète dans les cas plus graves, elle se trouvait néanmoins portée assez loin pour expliquer l'amélioration qu'on observait. Il semblait aussi tout naturel d'attribuer et l'absence et la manifestation d'accidens au plus ou moins de régularité et de précision qu'on pouvait apporter dans la pratique de la cautérisation. Mais une quatrième série de cas, qui n'est pas rare non plus, m'a fait reconnaître que cette explication n'a aucune valeur.

4° Lorsqu'il existe à-la-fois plusieurs rétrécissemens, dont l'un, situé à la fosse naviculaire ou à la partie spongieuse du canal, est assez fort pour empêcher d'arriver aux autres, si l'on cautérise ce premier obstacle, il s'ensuit une amélioration prononcée, et le malade urine ensuite avec plus de facilité qu'auparavant, quoiqu'on n'ait point attaqué la coarctation suivante, qui cependant est presque toujours la plus considérable.

J'avoue n'avoir jamais pu me rendre compte de ce fait, dont j'ai été fort souvent témoin. Mais ce n'est pas seulement après la destruction du point rétréci par des moyens prudens et méthodiques, qu'il se voit. Souvent aussi, à la suite d'un procédé généralement blâmé, la cautérisation d'avant en arrière, on observe sur-le-champ un mieux sensible, propre à faire croire qu'une seule application a détruit l'obstacle, quoiqu'il n'en soit rien. Il y a plus même ; la cautérisation, pour produire un soulagement momentané, n'a pas besoin d'être faite dans l'urètre. Charles Bell rapporte l'exemple d'un malade qui, en appliquant lui-même le caustique, était parvenu à se faire un double canal ; ce qui frappa surtout le chirurgien anglais, c'est que l'introduction d'une bougie armée dans cette fausse route facilitait l'émission de l'urine. Or, en rapprochant ces faits de ce qui a lieu dans les cas de rétrécissemens multiples, considérant que le résultat est subordonné surtout à l'ancienneté et aux progrès de la maladie, et notant que l'amélioration ne se soutient presque jamais, bien qu'il soit impossible au rétrécissement de se reproduire du jour au lendemain, on se voit forcé de convenir que l'action du caustique dans l'urètre n'a point encore été bien appréciée.

Le nitrate d'argent ne produit donc pas dans le canal urinaire les effets qui lui sont généralement attribués. Deux causes principales ont concouru à induire en erreur sous ce rapport :

1° On a été trompé par l'abondance des matières et des pellicules que rendent plusieurs malades. Ces matières ne sont pas seulement des eschares ; elles se composent encore du mucus urétral altéré par le caustique, et de la lymphe coagulable sécrétée par suite de l'inflammation.

2° On s'est laissé imposer tantôt par les moyens d'exploration, qui portaient à croire l'obstacle plus fort qu'il n'était réellement, tantôt par la dilatabilité de certains rétrécissemens, qui faisait prendre des constrictions purement spasmodiques, ou même de simples déviations du canal, pour de véritables coarctations organiques.

On a admis sans réflexion que le nitrate d'argent agit par sa seule vertu escharotique. Car si chaque application entraînait, comme on l'a dit, une perte assez considérable de substance, la membrane interne de l'urètre devrait toujours être détruite, et les parois du canal disparaître même en entier lorsqu'on fait jusqu'à deux cents cautérisations. Or, d'un côté, l'obstacle ne tient point à un tissu accidentel développé sur la surface de la membrane, ainsi qu'il faudrait que cela fût pour qu'on pût attribuer l'efficacité du caustique à la destruction de cette fausse membrane, mais il dépend de l'altération des tissus qu'elle recouvre, et que le nitrate d'argent ne pourrait atteindre qu'après l'avoir fait disparaître elle-même entièrement ; d'un autre côté, la destruction de la membrane muqueuse urétrale, quand elle a réellement lieu, entraîne des accidens graves, ce que constatent les crevasses du canal, et dont aucun ne se manifeste après la cautérisation, du moins quand on y apporte des ménagemens. Enfin, les ouvertures de cadavres ont appris, et j'ai pu m'en convaincre plusieurs fois, que l'action du caustique ne laisse même pas de traces à la surface du canal, et que les altérations qu'on aperçoit paraissent être tout-à-fait indépendantes d'elle ; car s'il se rencontre quelquefois des ulcérations, on ne saurait affirmer qu'elles ne sont point l'effet de la maladie elle-même, puisqu'on les observe, le plus communément derrière les points rétrécis de l'urètre, chez des sujets qui n'avaient pas subi l'action du caustique.

La partie qui a été touchée par le caustique rougit et se boursoufle. Il se forme à sa surface une couche grise, ou d'un blanc sale, qui tombe du second au cinquième jour, et quelquefois beaucoup plus tard, puisque je l'ai vue ne sortir qu'au bout d'une quinzaine. Les premiers effets qui résultent de là sont une modification de la sensibilité, un accroissement de la circulation capillaire, un travail phlegmasique très circonscrit, mais suffisant, dit-on, pour ramollir le point sur lequel a porté le nitrate d'argent. Tant que celui-ci se borne à modifier les propriétés vitales, les résultats sont favorables : mais les choses ne se passent ainsi qu'autant qu'il existe un certain rapport inconnu entre l'état de la maladie et l'action du modificateur ; car elles prennent une tournure toute différente dès que la sensibilité affecte un autre rhythme, ou qu'on veut produire plus qu'un changement de vitalité locale.

Je reviendrai plus loin sur l'opinion de M. Lallemand à l'égard des sensations qui accompagnent l'action du caustique, et qui, suivant lui, seraient nulles toutes les fois que le nitrate d'argent entre en contact seulement avec les parties malades. J'ai cautérisé beaucoup d'urètres au début de ma pratique ; toujours les douleurs ont été peu vives, et n'ont pas duré long-temps. Les faits exceptionnels sont assez rares. Cette particularité n'a point assez frappé l'attention des praticiens ; elle aurait fait apercevoir que l'action du caustique est à-peu-près nulle dans la majorité des cas. Je rapporterai ici les principales circonstances de deux faits remarquables au sujet de la sensation produite par la cautérisation urétrale, et aussi sous quelques autres rapports ; l'un de ces faits est tiré de ma pratique ; le second appartient à l'un de mes confrères.

Un malade se présente à l'hôpital Necker, croyant être attaqué de la pierre ; des explorations répétées me font connaître que les accidens sont la conséquence de petites ex-

croissauces au col vésical, contre lesquelles j'ai plusieurs
fois employé avec succès la cautérisation transcurrente,
à l'aide des bougies escharotiques. J'eus recours à ce moyen
chez lui. Un jour, au lieu de la bougie qui m'avait déjà servi
à plusieurs reprises, l'élève m'en donna une autre préparée
de la veille ; après l'avoir enduite de cérat, je l'introduisis
avec précipitation. Elle n'avait pas pénétré de trois pouces
que le malade m'arrêta la main ; je retirai sur-le-champ la
bougie, à cause des souffrances, qui étaient atroces, et qui
conservèrent la même intensité pendant quelques heures.
Un bain et des cataplasmes finirent par calmer la douleur ;
mais toute la portion de l'urètre qui avait souffert le contact
instantané de la bougie chargée devint le siége d'une phlegmasie intense ; il se forma une croûte grise, que le malade
commença bientôt à rendre, mais qui persista quinze jours
au méat urinaire. Lorsque l'inflammation et la douleur
eurent entièrement disparu, j'introduisis quelques bougies
simples, pour faire disparaître l'état de raideur qu'on voit
assez généralement survenir dans ces sortes de cas En réflé-
chissant à ce qui s'était passé, à la douleur vive que le malade avait éprouvée, à l'inflammation qui en fut la suite,
en comparant ces phénomènes avec le laps de temps pendant
lequel le caustique avait touché l'urètre, et qui ne fut pas
d'une seconde, il me devint facile de comprendre qu'on ne
cautérise réellement pas dans les circonstances ordinaires, et
que le caustique se perd ou dans les instrumens ou au milieu
des mucosités urétrales. Vers la même époque, j'avais dans
mon service une femme atteinte de névralgie opiniâtre de
l'urètre, contre laquelle j'employais le caustique : une cautérisation un peu trop forte provoqua des accidens analogues
à ceux dont je viens de parler ; et, cependant, je m'étais servi
d'une bougie parfaitement essuyée.

A l'autre cas que j'ai annoncé, se rattachent des considé-
rations d'un haut intérêt. En 1839, je fus consulté par un

Américain affecté d'une maladie des voies urinaires , plus
imaginaire que réelle. Ce malade, craignant d'avoir con-
tracté la syphilis, avait subi un traitement très long ; mais il
conservait un petit écoulement trop peu abondant pour
tacher le linge, et qui seulement collait les lèvres du méat
urinaire, surtout le matin. Ce léger suintement le tourmen -
tait à tel point qu'il prit le parti de venir en France pour com-
pléter sa guérison. Il s'adressa à un médecin qui s'occupait
spécialement des maladies vénériennes. On crut découvrir
un rétrécissement , et à la suite d'une consultation, il fut
décidé qu'on aurait recours à la cautérisation de l'urètre, au
moyen d'une bougie roulée sur la poudre de nitrate d'argent.
Le malade m'a montré depuis cette bougie, qui, bien
qu'ayant servi , était encore couverte d'une couche épaisse
de caustique. On l'introduisit dans le canal, et on l'y laissa
séjourner quelques instans. Peu après qu'on l'eut retirée , le
malade commença à souffrir beaucoup , et bientôt les douleurs devinrent insupportables , malgré tous les calmans
auxquels on eut recours. A différentes reprises le malade
fut obligé de passer plusieurs heures dans un bain émollient.
A la fin, les accidens perdirent de leur violence , et le cours
de l'urine se rétablit ; mais le malade fut effrayé en voyant
sortir de l'urètre un véritable tuyau, long de plusieurs pouces , qui fut difficilement expulsé par les contractions de la
vessie et le flot de l'urine. On crut d'abord que c'était la
membrane interne de l'urètre. Plusieurs autres fragmens ,
comparables à des doigts de gant, sortirent aussi les jours
suivans. Je rassurai le malade au sujet des craintes dénuées
de fondement que son imagination lui avait fait concevoir ;
mais je ne crus pas devoir lui laisser ignorer qu'après
une telle cautérisation les parois de l'urètre conserveraient
une rigidité qui gênerait plus ou moins l'expulsion de
l'urine et surtout la faculté d'entrer en érection, outre qu'elle
serait une puissante cause de rétrécissemens, de l'espèce

même la plus grave. En effet, il avait déjà remarqué que les bougies dont il faisait usage avant la cautérisation ne pouvaient plus passer, et qu'il y avait nécessité d'en prendre de plus petites. Quelque temps après, je le vis, de concert avec M. Bérard, qui partagea mon opinion, et se chargea de la direction du traitement par la dilatation temporaire. Il est à craindre que le malade ne vienne à être atteint d'un rétrécissement calleux de la partie spongieuse de l'urètre : car alors la guérison est rarement complète, et la récidive imminente.

J'ai cité ces deux faits dans l'intention expresse de mettre sous les yeux du lecteur les suites fâcheuses que le caustique peut entraîner lorsqu'il a été mis réellement en contact avec les parois de l'urètre, suites sur lesquelles on avait glissé

En résumant ce qui précède, on voit que, dans les cas de brides simples, l'action du caustique procure quelquefois des résultats au moins séduisans.

Une première application soulage également dans certains cas plus graves. Mais si parfois alors on obtient encore quelque succès en récidivant, un moment finit toujours par arriver où l'amélioration qu'on observe d'abord s'arrête, et quoiqu'ensuite on multiplie les applications, le malade n'urine pas avec plus de facilité. Souvent même le mieux obtenu en premier lieu disparaît après plusieurs mois de traitement : c'est ce qui arrive surtout lorsque les rétrécissemens sont longs et durs.

Quand les coarctations sont considérables, et que l'urètre admet avec peine l'extrémité d'une bougie très déliée, il est rare qu'on parvienne à obtenir une empreinte avec la sonde exploratrice, sujette d'ailleurs à induire en erreur, et il est plus rare encore que le porte-caustique puisse franchir l'obstacle. Dans ces cas, qui sont très fréquens, il faut renoncer au caustique, ou l'appliquer d'avant en arrière. Or, j'ai fait voir que ceux d'entre les praticiens qui se sont élevés avec

le plus de force contre ce dernier procédé, trop évidemment
mauvais, en effet, pour qu'on puisse hésiter à le rejeter, ne
peuvent néanmoins agir d'une autre manière, attendu qu'un
rétrécissement infranchissable pour une bougie ordinaire,
l'étant bien plus encore pour un porte-caustique, c'est réellement d'avant en arrière qu'ils cautérisent.

L'application du caustique à l'urètre doit donc être restreinte aux cas dans lesquels, le rétrécissement étant li-
néaire, le point qu'il occupe est encore assez dilatable pour
admettre le porte-caustique, et permettre qu'on se procure une empreinte exacte de la coarctation. Le résultat
qu'on obtient ensuite sert de guide, et dès que l'amélioration
cesse de faire des progrès, on discontinue l'usage du caustique, qui ne pourrait plus qu'être nuisible, pour recourir à
d'autres moyens.

Toutes les fois qu'on s'est écarté de cette marche rationnelle, il est survenu les plus graves désordres. Sans parler
des fausses routes, qui sont assez fréquentes et peuvent même
entraîner l'infiltration d'urine, accident dont Charles Bell
cite un exemple; sans parler des inflammations de vessie,
des hémorrhagies et des rétentions d'urine, qui ont fini
par déterminer un grand nombre de praticiens à ne plus employer la cautérisation, l'action du nitrate d'argent dans le
canal a d'autres inconvéniens qui, pour ne pas être aussi
saillans, n'en doivent pas moins fixer l'attention. Je veux
parler de l'épaississement des parois urétrales, qui en est le
résultat, et des phénomènes morbides à la manifestation
consécutive desquels elle donne lieu dans les organes génitaux.

Beaucoup de malades chez lesquels on a fait de nombreuses cautérisations conservent une grande difficulté d'uriner, quoique leur urètre admette des sondes d'un gros
calibre. La constriction qu'éprouvent chez eux les bougies
annonce combien le canal a acquis de rigidité. Un examen

attentif fait découvrir des inégalités, des espèces de cicatrices, des indurations plus ou moins étendues, sur les points
labourés par le caustique. J'ai vu ces indurations occuper la
presque totalité de la portion mobile de l'urètre, dont les
parois avaient acquis tant d'épaisseur qu'il fallait de grands
efforts pour introduire la sonde, et de plus grands encore
pour la retirer après quelque temps de séjour. En pareil cas,
les bougies molles rapportent souvent une empreinte qui ne
laisse aucun doute sur l'existence de la lésion, et presque
toujours le malade souffre quand un instrument parcourt la
partie désorganisée du canal.

Un écoulement urétral, parfois assez copieux, accompagne fréquemment l'état morbide dont je viens de parler.
Certains malades éprouvent, en outre, des douleurs vives,
soit au col ou à la face interne de la vessie, soit à la prostate,
aux vésicules séminales, dans les cordons spermatiques,
dans les testicules eux-mêmes, et sont frappés d'une im-
puissance absolue. En un mot, on voit se développer, à la
suite des cautérisations répétées de l'urètre, la longue série
des accidens qui succèdent ordinairement à toutes les lésions profondes de ce canal. C'est la répétition, sur une plus
grande échelle seulement, de ce qui a lieu toutes les fois
que, par un procédé quelconque, on a vivement attaqué les
parois urétrales; le malade devient tellement irritable que
la seule vue d'un instrument le fait frissonner, et que son état
est ésormais au-dessus des ressources de l'art.

III. *Appréciation de la cautérisation.*

En médecine, lorsqu'il s'agit d'une méthode nouvelle ou
tirée momentanément de l'oubli, on commence presque
toujours par la vanter à outrance ; puis, afin de prouver
qu'elle est supérieure à toutes les autres, on grossit autant
qu'on peut les inconvéniens de celles qui font concurrence,

on tronque, on dénature les faits, on se livre aux interprétations les plus excentriques. Cette marche ne pouvait manquer d'être suivie à l'égard de la cautérisation urétrale.

Ducamp avait tracé un tableau fort rembruni de la dilatation, soit par les sondes, soit par les bougies; il avait glissé sur les avantages de ce traitement, et n'avait tenu aucun compte des modifications à l'aide desquelles on parvient à le rendre exempt de reproches. Ses successeurs ont agi de même; quelques-uns même ont renchéri sur lui : on en trouve la preuve dans un très long mémoire que M. Reybard a adressé, en 1839, à la *Gazette Médicale*. Ducamp, tout partisan qu'il était de la cautérisation, regardait cependant au fond la dilatation comme la base du traitement, puisqu'il dilatait après avoir cautérisé. Ceux qui marchent sur ses traces ne l'ont pas imité. Quelques-uns même veulent qu'on détruise par le caustique jusqu'aux moindres traces du rétrécissement. Ils se fondent sur ce que la dilatation consécutive à la cautérisation doit être fort douloureuse, au point même de ne pouvoir être supportée par le malade, et ils ajoutent qu'après aussi bien qu'avant l'emploi du caustique, elle ne saurait produire qu'une cure palliative.

En général, les prôneurs exclusifs d'une méthode thérapeutique quelconque ne prennent pas la peine de préciser les cas, ni de défalquer ceux qui réclament plus particulièrement des traitemens spéciaux. A cheval sur deux ou trois observations, la plupart du temps même incomplètes ou sans portée, ils se croient autorisés à tancer vertement ceux qui ne partagent pas leurs préventions ou leur aveugle enthousiasme. C'est ce qu'a fait, entre autres, M. Chrétien, de Montpellier, qui veut, dit-il, venger la cautérisation de l'oubli de M. Bégin et du blâme de M. Civiale. Les chirurgiens du midi surtout cherchent à remettre cette méthode en crédit. A la vérité, ils n'ont point entrepris de travaux qui aient beaucoup d'importance, et ils ne citent guère que des faits peu concluans. Mais ils invoquent l'autorité des hommes qui les ont précédés, sans tenir aucun compte des exagérations dans lesquelles ceux-ci sont tombés, et des rétractations qu'ils ont été obligés de faire. Examinons donc les opinions consignées dans quelques écrits qu'on cite à chaque instant. Cette revue m'avait paru inutile à l'époque de la première édition, car alors la cautérisation semblait presque entièrement oubliée ; elle devient indispensable aujourd'hui, puisqu'on renchérit encore sur ce qui fut fait quand les Anglais nous envoyèrent une mode à laquelle eux-mêmes renonçaient.

I. M. Lallemand possède le talent d'exposition à un degré remarquable ; son style animé a une chaleur entraînante, et si l'on jugeait la cautérisation d'après ce qu'il en dit, on serait fondé à la regarder comme une méthode qui ne laisse rien à désirer sous aucun rapport. Mais ses assertions sont trop tranchantes pour qu'on les admette sans examen, et la réflexion nous prouve qu'on peut lui appliquer le jugement que lui-même a porté de Ducamp : « Il paraît qu'en ce point, « comme en beaucoup d'autres, l'imagination féconde de « l'auteur avait devancé les résultats de l'expérience, que « rien ne peut remplacer dans les sciences. »

J'ai dit que le caustique produit quelquefois d'heureux résultats dans les rétrécissemens linéaires. Les brides urétrales ne sont pas les seuls cas dans lesquels M. Lallemand ait eu recours à la cautérisation. Il la vante surtout contre les rétrécissemens longs, durs et calleux. Si on l'en croit, ces effroyables maladies, qui ont fait jusqu'ici le désespoir des praticiens et des malades, cèdent comme par enchantement à l'action rongeante du nitrate d'argent, et ne peuvent être guéries autrement. Effectivement il dit avoir détruit par six cautérisations un rétrécissement long de quatorze lignes, et par onze un autre, dont la longueur était de vingt lignes. On lit dans son ouvrage les détails d'un cas dans lequel il a pratiqué avec succès douze cautérisations d'avant en arrière contre un rétrécissement de vingt-et-une lignes, situé à la courbure de l'urètre. M. Lallemand avertit qu'ici le cathétérisme était impossible, et qu'il ne voulut pas employer la force, dans la crainte de faire fausse route. Mais le précepte qui découlerait de sa pratique, si on la prenait pour modèle, serait bien plus aventureux qu'il ne semble le croire; car s'il y avait du danger à sentir s'introduire une sonde, il y en aurait plus encore à cautériser d'avant en arrière une coarctation de vingt-et-une lignes, à la courbure du canal. Quelle main, demande-t-il, eût pu conduire une sonde à travers un pareil rétrécissement? A cette question on ne peut que répondre par celle-ci : quel chirurgien serait assez téméraire pour essayer, dans un cas semblable, la cautérisation d'avant en arrière, qui, d'un aveu unanime, expose tant à faire fausse route?

Parmi les observations que rapporte M. Lallemand, on en remarque une dans laquelle tout est extraordinaire. Le nombre des rétrécissemens situés à la suite les uns des autres était de sept, on les a bien comptés. L'étendue des points rétrécis n'a pas été déterminée moins rigoureusement; elle était de soixante-huit lignes. La coarctation la plus profonde siégeait à *huit pouces et un quart* du méat urinaire. On ne trouvera sans doute pas beaucoup d'exemples de rétrécissemens situés à une telle profondeur, bien que, chez le sujet en question, la verge fût de la plus grande dimension. L'auteur, qui met en relief les moindres détails, nous fait suivre pas à pas les progrès de la cautérisation, comme si elle s'était opérée à la peau, et ses effets sur chaque rétrécissement, car tous furent cautérisés à-la-fois, sont représentés par le dessin des porte-empreintes. Mais je m'aperçois que, pour donner une idée exacte de ce cas où tout sort de la ligne commune, je dois présenter le tableau de la maladie et du traitement, tel que M. Lallemand l'a résumé lui-même.

« Premier rétrécissement : de l'orifice du gland à qua-
« torze lignes ; dix cautérisations. — Second rétrécissement :
« de trois pouces à quatre pouces huit lignes (vingt lignes),
« onze cautérisations. — Troisième rétrécissement : de cinq
« pouces à cinq pouces quatre lignes ; deux cautérisations.
« — Quatrième rétrécissement : de cinq pouces et demi à
« cinq pouces trois quarts, deux cautérisations.—Cinquième
« rétrécissement : de six pouces à six pouces et un quart,
« deux cautérisations. — Sixième rétrécissement, le plus
« étroit et le plus ancien, de six pouces et demi à huit pou-
« ces (un pouce et demi), dix-huit cautérisations. — Sep-
« tième rétrécissement, de deux ou trois lignes seulement,
« à huit pouces et un quart, deux cautérisations. — Por-
« tion prostatique de l'urètre non rétrécie, mais fongueuse,
« deux cautérisations. — Surface totale des rétrécissemens,
« soixante-huit lignes : longueur du canal, de la vessie à
« l'extrémité du gland, neuf pouces six lignes ; surface rétré-
« cie, cinq pouces huit lignes ; surface libre, trois pouces
« dix lignes. Ainsi la maladie occupait presque les cinq hui-
« tièmes de la surface de l'urètre. — Nombre total des cau-
« térisations, quarante-neuf. — Durée totale du traitement,
« quatre mois. »

En présence d'un tel fait et d'un pareil résultat, on ne
comprend pas comment il se trouve encore des cas réfrac-
taires, comment le moindre doute a pu être élevé sur la merveilleuse efficacité du caustique, comment il a pu venir à
l'esprit d'un seul praticien, je ne dirai pas de renoncer à la
cautérisation urétrale, mais seulement de chercher à en li-
miter l'emploi. Mais si l'homme, auquel une longue expérience a enseigné l'art de douter, éprouve le besoin de l'appliquer ici plus que partout ailleurs, que doit penser, en
lisant de pareils détails, un débutant qui se laisse aller à
toutes les illusions du jeune âge, et dont la foi naïve ne sait
que se courber sous la parole du maître? Son enthousiasme

n'aura pas de bornes, et dès que l'occasion s'en présentera, il cautérisera en toute confiance. C'est ce qui est arrivé. De là, l'origine de tant d'erreurs graves, qui ont pris racine dans la pratique chirurgicale, et qui conduisent aux plus funestes conséquences, à tel point que M. Lallemand lui-même en a été alarmé, comme nous le verrons bientôt.

J'ai pris au hasard l'observation que je viens de rapporter. Je pourrais en citer d'autres, moins excentriques peut-être, mais présentées de la même manière. Ainsi des rétrécissemens de six lignes d'épaisseur ont été détruits en deux ou trois applications de caustique, et les malades ont guéri d'une manière vraiment miraculeuse. Ainsi quatorze cautérisations en deux mois suffirent pour rendre à la santé un homme qui portait un rétrécissement long de deux pouces un quart à la courbure de l'urètre; cet homme avait eu une rétention complète d'urine, des fistules urétrales, une inflammation gangréneuse, et il avait porté des sondes à demeure pendant trois ans.

De toute évidence, M. Lallemand s'est fait illusion. Les opinions qu'il émet eu égard au siége des rétrécissemens, à leur nature, à leur étendue, à la manière de les reconnaître et d'en déterminer les limites, ne sont pas exactes, et par suite tout ce qu'il avance sur l'action du caustique et sur les moyens de borner cette action aux points qu'il assigne, ne repose que sur des suppositions gratuites. C'est ce que je n'aurai pas de peine à démontrer.

On sait quelle est la longueur de l'urètre, et quoique celle qu'assigne M. Lallemand ne soit pas parfaitement juste, je la prendrai pour telle, afin d'apprécier la détermination qu'il fait du siége des coarctations. Il dit que, sur trente malades dont il a mesuré l'urètre, ce canal avait sept pouces et demi à neuf pouces de longueur.

Tout le monde sait aussi aujourd'hui qu'il n'existe ordinairement pas de rétrécissemens dans les parties membraneuse et prostatique de l'urètre. Or ces deux parties ont, réunies, plus de deux pouces.

Maintenant, si nous parcourons les faits rapportés par M. Lallemand, nous voyons que le caustique a été porté une fois à six pouces trois quarts, trois fois à sept pouces et demi, une fois à huit pouces, trois fois à huit pouces un quart, trois fois à huit pouces et demi, et une fois à neuf pouces.

Donc, de deux choses l'une : ou les mesures indiquées ne sont pas exactes, ou le caustique a été porté sur des points dans lesquels rien n'est plus rare que de rencontrer des rétrécissemens.

Cherchons actuellement de quelle manière les mesures ont été prises, quant au rétrécissement.

Il y a quelques années, M. Arnott, et, d'après lui, Ducamp, indiquèrent les porte-empreintes, les sondes exploratrices. Ces moyens furent adoptés avec enthousiasme : l'expérience ne tarda cependant pas à démontrer qu'ils n'ont pas les avantages qu'on s'était trop hâté de leur attribuer, qu'ils sont souvent inutiles, que, dans beaucoup de cas, ils fournissent des renseignemens infidèles, susceptibles d'induire en erreur les praticiens les plus exercés, et qu'ils peuvent même faire croire à des rétrécissemens qui n'existent pas. Voilà ce que tout le monde sait : M. Lallemand ne l'ignore pas non plus, car il dit : « J'ai vu, sur quatre malades exempts de ré-« trécissement, le porte-empreinte s'arrêter à une certaine « profondeur, et rapporter une tige centrale plus ou moins « mince, comme s'il eût existé un rétrécissement circulaire.» D'ailleurs, dans plusieurs de ses observations, il avoue que les empreintes ne furent pas exactes, malgré toutes les précautions qu'il employa.

Et cependant lorsqu'on prend ces mêmes observations une à une, on trouve toujours non-seulement l'indication précise du point où commençait la coarctation et de celui où elle finissait, mais encore la détermination du lieu où le caustique a été appliqué, soit d'avant en arrière, soit de dedans en dehors, en haut ou en bas, à droite ou à gauche.

Or, pour obtenir ces indications, M. Lallemand s'est servi des sondes à exploration, c'est-à-dire du moyen que nous venons de voir être impropre à les fournir.

Ce qui frappe surtout, c'est l'énoncé de la longueur du rétrécissement. M. Lallemand a grand soin de la faire connaître dans chaque cas, comme s'il l'avait mesurée avec un instrument de précision.

Et c'est de ces données qu'il part pour apprécier ensuite l'effet du caustique.

Mais, une chose que l'on a plus de peine encore à concevoir, c'est comment il a pu s'y prendre pour déterminer la longueur des rétrécissemens *infranchissables*, par rapport auxquels il n'indique pas moins qu'à l'égard des autres, l'étendue *exacte*, en lignes, des parties qui devaient être détruites, et de celles dont il a opéré la destruction. Ainsi, pour me borner à une seule citation, il dit, à l'occasion d'un de ses malades : « Douze cautérisations ont été pratiquées d'a- « vant en arrière, sur le dernier rétrécissement (qu'on n'avait « pu franchir avec une sonde) ; mais il avait vingt-et-une « lignes de long, ce qui suppose que chaque cautérisation « a détruit près de deux lignes de la maladie, et a toujours « agi dans la direction la plus avantageuse. »

Nul doute donc que M. Lallemand ne se soit fait complétement illusion sur le siége et l'étendue des rétrécissemens qu'il a traités. Que penser alors des effets qu'il attribue à la manière de cautériser?

Mais examinons s'il a été plus heureux en déterminant les résultats de la cautérisation de dedans en dehors.

Il avait supposé que le rétrécissement urétral était la conséquence d'un tissu morbide déposé à la surface interne de l'urètre, et il se proposait, en appliquant le caustique, de n'atteindre que ce tissu, qui forme, comme il le dit, « l'é-

« paississement, l'induration des parois du canal, l'obstruc-
« tion de sa cavité par la saillie de la portion épaissie. » Il
laisse entrevoir qu'en détruisant le tissu morbide, on n'atteint
pas la membrane muqueuse; c'est du moins ce qu'on doit
conclure des cas où il parle d'accidens qui sont résultés de
cautérisations dans lesquelles *on avait détruit la membrane
muqueuse dans toute son épaisseur*. Je ferai remarquer que
les tissus qui constituent le rétrécissement ne sont pas exté-
rieurs à la membrane muqueuse, que celle-ci les recouvre,
et qu'il faut nécessairement la détruire pour arriver jusqu'à
eux. Mais admettons que les choses soient réellement comme
le suppose M. Lallemand, c'est-à-dire que les tissus morbides fassent relief dans le canal, en ce sens qu'ils couvrent
la membrane muqueuse d'une couche plus ou moins épaisse;
quel moyen a-t-on de s'arrêter à leur véritable limite dans
l'application de l'agent destructeur? la sensation du malade,
dira-t-on.

En effet, M. Lallemand nous dit que la cautérisation n'est
pas douloureuse quand le nitrate d'argent n'agit que sur les
tissus morbides, et qu'elle le devient dès que l'action du sel
porte sur les tissus sains. Plusieurs fois, dans l'une de ses
observations, il fait remarquer que la cautérisation ne pro-
duisit pas de douleurs, d'où il conclut qu'elle portait unique-
ment sur le point induré. Ailleurs, il parle d'un homme chez
lequel il pratiqua soixante applications de caustique, dont
une seule fut douloureuse, parce que, d'après sa supposition,
les parties saines furent atteintes. Du reste, ce malade avait
l'urètre calleux, induré, et comme cartilagineux dans une
étendue de six pouces, à partir de deux pouces et demi du
méat urinaire.

Quant au fait principal, M. Lallemand n'est point d'accord
avec la plupart de ceux qui ont appliqué le caustique sur les
rétrécissemens urétraux. L'expérience journalière apprend
que la cautérisation du canal entraîne d'assez vives douleurs,

et, qu'on le note bien, je parle ici des cas où le caustique a été mis réellement en contact avec les coarctations ; car, dans une multitude de circonstances, il ne sort pas de la douille, où il se dissout et se mêle avec les mucosités urétrales, de sorte que le malade n'éprouve aucune douleur, parce qu'il n'a point été cautérisé. Je laisse aussi de côté certains rétrécissemens calleux dans lesquels la vie est éteinte, et qui, sous l'action du caustique, ne procurent pas plus de sensation que sous celle de la sonde. Or, comme ces divers cas ne sont pas ceux dont M. Lallemand a voulu parler, je me vois forcé de dire qu'il s'est trompé.

D'ailleurs, en admettant même que le contact du caustique avec les tissus constituant le rétrécissement ne soit pas douloureux, et que la douleur n'apparaisse qu'autant que le nitrate agit sur les tissus sains, pour tirer de la manifestation de cette douleur les conséquences qu'en déduit M. Lallemand, il faudrait que le caustique ne s'étendît jamais en avant ou en arrière du point rétréci ; il faudrait qu'on pût le porter sur le point malade sans toucher les autres ; il faudrait que les rétrécissemens fussent tous également insensibles, et que le sujet se trouvât constamment dans les mêmes conditions ; en un mot, il faudrait qu'on pût procéder avec cette précision rigoureuse que l'imagination de M. Lallemand a présentée sous des dehors si propres à séduire, mais qui ne se retrouve point au lit du malade.

Donc, encore sous ce point de vue, la doctrine du professeur de Montpellier n'est propre qu'à induire en erreur.

M. Lallemand veut qu'on détruise par la cautérisation tout ce qui met évidemment obstacle à l'émission de l'urine. Il dit avoir trop compté sur la dilatation, qu'il a vue produire trois fois des accidens chez un même sujet. Il signale des effets fâcheux qui seraient résultés de son emploi concurremment avec la cautérisation. Il prétend qu'elle est inutile et qu'elle peut devenir nuisible. Il se repent d'avoir été trop

timide dans l'application du caustique, combat les opinions
de Ducamp, qu'il traite de préjugés, et dit qu'en parlant de
la dilatation comme d'un auxiliaire de la cautérisation, ce
chirurgien a payé le tribut aux erreurs de son temps. Enfin,
il appelle l'attention sur les accès de fièvre qu'entraîne parfois l'introduction d'une grosse bougie, après les dernières
cautérisations. Sous ce dernier rapport, il a raison, et il ne
fait que confirmer ce qu'on savait déjà ; mais on regrette
qu'il n'ait pas ajouté, ce qu'il ne pouvait ignorer, que le même
effet a lieu toutes les fois qu'on fait subir aux parois urétrales
une distension trop forte, telle que celle qu'elles éprouvent
en pareil cas. En un mot, il parle de la dilatation, non comme
un praticien éclairé, mais comme un avocat qui défend une
mauvaise cause, et qui n'a d'autres ressources que de se jeter
dans les divagations J'ai déjà dit bien des fois qu'il fallait être
sous l'influence d'une préoccupation bien vive pour ne pas
distinguer, dans l'appréciation d'un moyen thérapeutique,
les résultats qui appartiennent à l'agent lui-même et ceux
qui dépendent du mauvais emploi qu'on en fait. M. Lallemand ne peut ignorer que jusqu'à ces derniers temps, on n'a
pas retiré de la dilatation tout ce qu'on était en droit d'at-
tendre d'elle, et que, dans l'immense majorité des cas, les
traitemens par cette méthode ont été livrés à la routine. Attribuer à un moyen thérapeutique des insuccès, des accidens,
des dangers, qui sont le fait de ceux entre les mains desquels il tombe, et qui ne ressortent pas de sa nature même,
c'est laisser percer une prévention plus déplacée que partout
ailleurs chez un professeur chargé de former les jeunes chirurgiens.

Quoi qu'ait pu dire M. Lallemand, la dilatation temporaire,
spécialement exercée à l'aide des bougies molles, avec les
précautions que j'ai depuis long-temps indiquées, est le moyen
le plus sûr de guérir les coarctations urétrales. Elle n'expose
à aucun des accidens qu'on lui reproche, et remplit parfai-

tement les indications lorsqu'on sait la bien conduire et la
circonscrire dans ses véritables limites. C'est aujourd'hui la
méthode la plus répandue, celle en faveur de laquelle se sont
rangés les chirurgiens les plus éminens.

Les rétrécissemens diffèrent essentiellement les uns des
autres et par leur nature et suivant le point qu'ils occupent
dans l'urètre. Chaque espèce exige pour ainsi dire un mode
particulier de traitement; il suffit d'avoir vu quelques malades pour en être convaincu. Cependant les ouvrages de
M. Lallemand établissent que le caustique convient toujours
et partout, et l'auteur joint l'exemple au précepte. Une empreinte obtenue à l'aide de la sonde exploratrice lui avait fait
croire à un rétrécissement qui n'existait pas, ce dont il put
se convaincre bientôt après. Malgré cette découverte, il n'en
cautérise pas moins, et à la suite de l'observation, il dit :
« Une chose fort remarquable arriva ici; cette cautérisation
« calma plus tard l'irritation locale, et fit disparaître un
« écoulement opiniâtre, qui était dû probablement, ainsi que
« les autres symptômes, à quelque excoriation ou ulcération
« du canal. » Avec des idées si élastiques, la cautérisation doit
toujours être bonne à quelque chose; s'il n'y a pas rétrécissement, il y aura ulcération, phlegmasie, mode vicieux de la
sensibilité, état spasmodique (1). On conviendra que ce n'est

(1) Dans un ouvrage publié en 1840. M. Franc vante la cautérisation
contre les rétrécissemens par cause traumatique, qui appartiennent presque
toujours à la catégorie de ceux qu'on appelle longs, durs et calleux, c'est-à-
dire, dans lesquels le caustique est plus nuisible qu'utile. A la vérité, au lieu
de proscrire ici la dilatation, comme on l'avait fait dans le principe, l'auteur
reconnait qu'elle a des avantages quand on la combine avec la cautérisation,
et que c'est pour l'avoir négligée qu'on a eu des mécomptes. Du reste, il
attribue au caustique la propriété *de détruire les cicatrices ou diaphragmes,
d'attaquer un corps inodulaire épais, dur, et de réprimer les bourgeons
charnus, de résoudre par une inflammation aiguë, une induration du tissu
cellulaire sous-muqueux, de faire cesser un endolorissement fixe entre-
tenu par l'inflammation chronique.* Il ajoute que les cicatrices résultant de

pas de cette manière qu'il faut procéder à l'égard d'une méthode qui, tous les auteurs en conviennent, expose les malades à des rétrécissemens consécutifs plus graves et plus difficiles à surmonter que ceux contre lesquels on la met en usage.

On sait depuis long-temps que les cautérisations pratiquées sur les rétrécissemens du méat urinaire, enflamment cette partie de la verge, d'où résultent des douleurs, du gonflement et des accidens parfois assez graves. Cependant M. Lallemand y a recours, tout en reconnaissant qu'elle est douloureuse et qu'elle ne produit que peu d'augmentation dans l'aire du canal, fait qu'il assure avoir constaté dans tous les cas de rétrécissement de l'orifice de l'urètre. A la vérité, il finit par indiquer l'incision, qui lui fut proposée, dit-il, par M. Despiney. Depuis plus de vingt ans je l'emploie, et la plupart des chirurgiens l'ont adoptée, parce qu'elle guérit instantanément et sans jamais donner lieu au moindre accident. Ajoutons toutefois qu'en 1837 M. Bermont nous apprend que le professeur de Montpellier a renoncé à la cautérisation en pareil cas, et qu'il préfère aujourd'hui l'incision à l'aide d'un bistouri étroit.

J'ai dû insister sur l'examen des ouvrages de M. Lallemand, parce qu'ils sont invoqués comme une grave autorité par les partisans modernes de la cautérisation des rétrécissemens urétraux, et que, malgré les modifications qui paraissent s'être glissées peu-à-peu dans les opinions de l'auteur, ce sont toujours celles qu'il a exprimées dans ses manuels que le plus grand nombre suit, parce qu'il n'a pas publié les autres. On a pu voir qu'il serait difficile de prendre un guide plus propre à égarer sous tous les rapports.

II. Ce n'est pas seulement contre les coarctations organi-

---

plaies traitées par les cautérisations répétées avec le nitrate d'argent sont *beaucoup moins rétractiles* que les autres. On voit par ce passage que l'exagération n'a pas diminué en passant du maître au disciple.

ques de l'urètre qu'on a eu recours au nitrate d'argent ; on l'a aussi appliqué au traitement des écoulemens urétraux. Pendant quelques années il jouit d'un grand crédit , surtout en Angleterre, puis on revint sur son compte à des idées plus conformes aux résultats de l'expérience , et c'est sous ce point de vue que les praticiens les plus éclairés de la Grande-Bretagne l'envisagent encore aujourd'hui. Dans ces derniers temps on l'a repris en France avec un enthousiasme tout particulier, dont les principaux instigateurs ont été des chirurgiens de Montpellier. Ici nous allons tomber dans les mêmes péripéties qu'à l'égard de la cautérisation des rétrécissemens. Nous verrons qu'on a exagéré la portée des effets du nitrate d'argent , qu'on n'a pas précisé d'une manière rigoureuse les cas dans lesquels on s'en servait, qu'il y a désaccord complet, souvent même contradiction absolue, dans les explications qu'on présente de son action , et que cependant on prétend donner cet amalgame incohérent comme de la science bien et dûment faite.

Il y a deux manières de porter le nitrate d'argent non-seulement dans les parties profondes de l'urètre et au col vésical, mais encore dans l'intérieur même de la vessie, où l'on ne s'est pas fait scrupule de l'introduire. Les partisans de l'une l'emploient sous forme solide ; ceux de l'autre n'en font usage qu'après l'avoir dissous dans un véhicule aqueux, simple ou composé.

A. La première de ces deux méthodes est la plus ancienne, celle qu'on a le plus souvent et le plus généralement employée. C'est pour elle que M. Lallemand s'est prononcé. Examinons la théorie qu'il s'est faite à cet égard et les résultats qu'il a obtenus.

Plusieurs passages des écrits du professeur de Montpellier montrent qu'en appliquant le nitrate d'argent aux parties profondes de l'urètre , il ne s'est pas proposé de cautériser, mais de changer le mode de vitalité des surfaces malades et de provoquer une inflammation aiguë. D'ailleurs, il explique nettement sa pensée dans le passage suivant : « Il arrive ici « ce qu'on observe au dehors, sur les chairs fongueuses et « les plaies anciennes ; la surface se déterge, une inflamma- « tion de bonne nature remplace l'irritation chronique ; les « tissus se resserrent, se raffermissent, et la sécrétion mu- « queuse cesse progressivement. »

M. Lallemand dit être parvenu neuf fois sur dix à guérir les écoulemens urétraux par ce moyen. Il assure que le nitrate d'argent lui a constamment réussi contre ceux qui prove- naient d'ulcérations, suites de maladies syphilitiques. A la vérité, il oublie de mentionner les caractères auxquels on peut reconnaître les ulcérations de la partie profonde de l'u- rètre, qu'il semble cependant regarder comme un phénomène commun. Parmi les faits qu'il rapporte, on en remarque un dans lequel deux applications *réussirent parfaitement* à ar- rêter un ancien écoulement ; cependant le flux *reparut*, et cette fois ce ne fut plus, on ne voit pas pourquoi, au nitrate d'argent que M. Lallemand eut recours, mais au baume de copahu, administré matin et soir, qui d'ailleurs *réussit* éga- lement, sans qu'il soit dit si , cette fois, ce fut pour toujours, ou seulement pour un certain laps de temps.

M. Lallemand croit pouvoir distinguer les cas où l'inflam- mation produisant l'écoulement a son siége dans la partie profonde de l'urètre et ceux dans lesquels elle s'est fixée au col vésical. Cette distinction est trop subtile pour pouvoir être admise comme base d'une pratique rationnelle. Quoi qu'il en soit, le professeur de Montpellier applique le nitrate d'argent au col de la vessie. Il est vrai que ce n'est pas tou- jours avec succès, puisque nous lisons l'histoire d'un malade auquel trois applications furent faites sans amendement : alors seulement on s'assura que la prostate était tuméfiée ; l'état du sujet fut aggravé d'une manière notable par le caus- tique. Ce qui n'empêche pas qu'ailleurs on voie l'auteur porter le caustique sur la prostate et la face interne de la vessie chez un autre homme affecté d'incontinence d'urine, avec pollutions nocturnes, catarrhe vésical, douleurs vagues, symptômes nerveux, etc. Il ne fallut *qu'une seule* cautérisation pour faire disparaître tous les symptômes ; à la vérité les accidens se renouvelèrent au bout d'un an, mais le même traitement eut cette fois encore le même résultat. Chez un autre homme plus gravement atteint, l'effet du nitrate fut si rapide que *le malade revint comme une lampe prête à s'éteindre et à laquelle on donne de l'huile.* Dans beaucoup d'autres cas, l'issue ne fut pas moins miraculeuse. Inutile de dire que, presque toujours, on avait épuisé les autres ressources de l'art avant de recourir à la cautérisation, et que pourtant il suffit de pratiquer une seule fois cette dernière pour mettre un terme aux phénomènes morbides.

Lorsqu'il s'agissait des rétrécissemens longs et durs, M. Lallemand donnait à chaque application du caustique la merveilleuse propriété de détruire une ou plusieurs lignes des tissus indurés et comme cartilagineux qui les constituent. Ce n'était là qu'une supposition gratuite, facile à renverser. Quant aux cautérisations du col de la vessie, l'auteur avoue ne pas comprendre les succès qu'il obtient, tant ils tiennent du prodige, et il suppose les accidens auxquels son moyen remédie produits par de petites ulcérations, sur lesquelles ce dernier agit comme sur les aphthes de la bouche et les ulcères de la cornée. Ici, la critique est moins facile, puisqu'au lieu de choses matérielles et palpables, nous ne trouvons que des interprétations sur les propriétés vitales, vaste champ ouvert aux hypothèses, et dans lequel les faits se prêtent avec une élasticité commode à tous les jeux de l'imagination. Mais si l'on se rappelle que, dans l'état présent de nos connaissances, on ignore presque toujours la cause des phénomènes nerveux qu'on observe, que quand il s'agit

d'une phlegmasie provoquant un écoulement, on ne peut ac-
quérir que de vagues soupçons touchant son siége et son
étendue, qu'il y a impossibilité d'appliquer sûrement l'agent
curatif sur la partie malade, et à plus forte raison de n'atteindre que cette partie, ou de l'embrasser tout entière, on
se montrera peu disposé à admettre d'emblée des faits très
incomplets et dont plusieurs portent presque le cachet du
miracle.

D'ailleurs si M. Lallemand s'est montré peu conséquent
en n'opposant pas à la récidive d'un écoulement le même
moyen que celui qui une première fois l'avait tari d'une manière vraiment surprenante, il n'a pas su non plus se garantir des contradictions. Nous venons de voir qu'il attribue
l'insuccès du caustique dans un cas à l'existence d'une tuméfaction prostatique, et que dans un autre il a parfaitement
réussi, sans le moindre accident, malgré l'engorgement de
la prostate. Les contradictions deviennent plus sensibles encore quand on compare ses écrits à ceux des autres partisans du nitrate d'argent. Par exemple, M. Burnett dit qu'une
dissolution de ce sel, poussée maladroitement, peut pénétrer
jusqu'au col de la vessie, et déterminer des accidens inflam-
matoires très graves dans cette région des voies urinaires.
Or on se demande si le caustique solide porté sur cette partie, comme le prescrit M. Lallemand, si l'injection poussée
adroitement jusqu'au col et même jusque dans l'intérieur de
la vessie, comme le veut M. Serres, pourraient ne pas agir
de la même manière. Enfin, quant aux applications du caustique dans l'intérieur même de la vessie, contre le catarrhe,
l'hématurie, etc., applications que M. Lallemand conseille
de faire *en crayonnant* la surface interne du viscère à l'aide
d'un porte-caustique, les vices de ce procédé sautent aux
yeux ; chacun comprend de suite, en effet, qu'un porte-
caustique introduit dans l'urètre ne peut produire dans la
vessie que des cautérisations locales, disséminées à droite

et à gauche, et faites au hasard, sur les points malades comme sur les parties saines.

Ainsi incertitude sur la nature, le siége et l'étendue de la lésion qui est la source de l'écoulement urétral, incertitude dans l'application du caustique, défaut de concordance entre les résultats, contradiction dans les opinions émises, voilà ce qui frappe au sujet de la cautérisation urétrale, qui trouve à Montpellier de si chauds partisans. Que ces vices graves disparaissent, et je serai le premier à adopter la cautérisation, même à titre de méthode générale ; mais jusque-là, quoi qu'en dise M. Chrétien, je resterai dans les limites qu'une longue expérience m'a tracées, et qui sont aussi celles en deçà desquelles se tiennent renfermés les praticiens les plus éminens de la France et de l'étranger.

Il faut surtout satisfaire à une condition importante que les partisans de la cautérisation n'ont pas remplie, celle de spécifier les cas dans lesquels on peut, on doit cautériser ; car enfin eux-mêmes n'admettent pas qu'il le faille et toujours et partout.

Un exemple me suffira pour faire comprendre combien on peut s'abuser sur l'effet du caustique.

La plupart des écoulemens urétraux opiniâtres sont entretenus par un rétrécissement qui n'est pas encore suffisant pour gêner l'excrétion de l'urine, mais sous l'influence duquel persiste une phlegmasie circonscrite de l'urètre. Si l'on emploie les cautérisations, l'écoulement pourra cesser ; mais le rétrécissement, de valvulaire et dilatable qu'il était, passera à l'état calleux ; les tissus se racorniront, et à la longue il se formera un de ces rétrécissemens durs, peu ou point sensibles, non dilatables, qui sont à-peu-près les seuls que n'accompagne aucun écoulement. Donc, en procédant ainsi qu'on le fait actuellement, on débarrasse le sujet d'une simple incommodité, d'un petit écoulement, dont on ne le délivre même que pour un certain temps, et l'on hâte le développement d'une maladie incurable.

M. Velpeau dit que le caustique éteint la phlegmasie chronique qui a produit, qui entretient presque toujours le rétrécissement, comme il éteint une foule de phlegmasies de la peau. C'est une paraphase de l'opinion déjà émise en France et en Angleterre. Mais, sans compter que, dans son amplification, l'auteur confond l'effet avec la cause, il fait ici, eu égard à l'influence secondaire de la phlegmasie sur la coarctation, un rapprochement qu'on ne saurait admettre. Hâtons-nous d'ajouter que si M. Velpeau a montré beaucoup de légèreté dans la manière dont il apprécie l'emploi du caustique, il caractérise parfaitement la sonde exploratrice de Ducamp, en disant que « c'est un instrument trompeur, qui ne mérite « aucune confiance et qui n'est guère propre qu'à servir les « projets du charlatanisme. » M. Lallemand, qui n'a établi son diagnostic que sur les données fournies par cette sonde, sera sans doute peu flatté de cette définition.

Qu'il me soit permis d'ajouter encore une réflexion. Les partisans de la cautérisation du col vésical ne sont pas d'accord entre eux à l'égard de la sensation qu'elle produit. La douleur est légère suivant les uns et vive selon d'autres. Il peut même se faire qu'elle persiste, et que des accidens éclatent. On a cherché à combattre et à prévenir les conséquences de la cause qui la provoque. Comme on l'attribue à la perte de substance, à l'ulcération déterminée par le caustique, on a cru favoriser la cicatrisation de la surface atteinte, en y appliquant du cérat dans lequel serait incorporé un peu d'acétate de plomb et d'extrait d'opium. On a imaginé un appareil pour porter ce cérat sur la surface cautérisée, et on lui a attribué des effets merveilleux, quant à la douleur, et un changement prompt et durable dans l'émission de l'urine. Mais, quoi qu'ait pu dire M. Lallemand, cette application est impossible. Pût-on même la faire directement avec la main, le cérat ne resterait pas sur la surface humide ou suppurante; il serait entraîné par les contractions du col vésical. On ne saurait donc espérer que, comme l'a prétendu le professeur de Montpellier, ce cérat agisse à la manière des corps gras, enduisant la surface cautérisée, et la garantissant du contact de l'urine. D'ailleurs, dans quelle bizarre contradiction n'est-on pas tombé en nous disant le nitrate d'argent d'une efficacité si merveilleuse pour faire cesser les ulcérations auxquelles on attribue les écoulemens opiniâtres, et en nous le peignant d'un autre côté comme source lui-même d'ulcérations qui déterminent des accidens graves auxquels on tente de parer par des applications impossibles de cérat !

B. Il me reste encore à parler de l'autre manière d'appliquer le nitrate d'argent, celle qui consiste à le faire préalablement dissoudre dans l'eau.

Jusqu'à ces derniers temps les partisans des injections d'une dissolution de nitrate d'argent ont pris des précautions pour garantir les parois du canal contre l'action trop énergique de ce moyen, et empêcher que la liqueur ne parvînt dans la vessie. M. Serres, par exemple, ne se dissimule pas les conséquences graves que ces injections peuvent entraîner, mais il pense qu'elles sont à-peu-près exclusivement l'effet de la mauvaise marche qu'on a suivie, et il espère les éviter en agissant autrement. D'abord il préfère le nitrate acide d'argent au nitrate neutre, ensuite il emploie d'ordinaire un quart de grain de sel par once d'eau; si la sensibilité est trop vive, il réduit cette dose à un sixième ou à un huitième de grain; dans le cas contraire, il la porte à un tiers ou même à un demi-grain. Peu lui importent les causes qui ont provoqué l'écoulement urétral; cependant il exclut les flux provenant d'un état particulier, syphilitique, dartreux, rhumatismal, et qui exigerait une médication spéciale, ce qui revient à dire qu'il ne croit son moyen convenable que chez les sujets dont l'écoulement ne peut être rapporté à aucune cause connue ou du moins supposée telle. Il cite dix-huit cas dans lesquels il a complétement réussi.

Quelques médecins du jour se sont affranchis de toute réserve à cet égard. Ce n'est plus à dose fractionnée qu'ils emploient le nitrate d'argent, mais à très haute dose. Ce n'est plus seulement aux phlegmasies chroniques de l'urètre qu'ils l'opposent, mais encore aux inflammations les plus aiguës et les plus récentes.

En Angleterre, M. Burnett, renchérissant sur la pratique oubliée de Carmichael, assure que le nitrate d'argent à haute dose est le meilleur de tous les moyens pour guérir la blennorrhagie à son début. Il injecte en une fois dix grains de sel dans une once d'eau de rose, et cette injection peut être répétée. Du reste, les circonstances n'étant plus les mêmes, il a fallu une autre théorie : M. Lallemand voulait activer l'inflammation chronique, et, en la modifiant, la ramener au caractère franc des phlegmasies aiguës ; M. Burnett veut détruire son caractère spécifique, et la réduire aux conditions d'une plegmasie simple. Les hypothèses ne font jamais faute en médecine.

Le praticien anglais, pour éviter tout accident, comprime l'urètre à deux pouces du méat urinaire, et ne pousse l'injection que dans la partie antérieure du canal. En France on a jugé ces précautions inutiles.

M. Wal-Moreau emploie huit grains de nitrate par once d'eau distillée, quand il s'agit d'une blennorrhagie qui dure déjà depuis un certain temps. Quatre à six grains suffisent pour faire avorter la plegmasie récente ; un peu moins pour tarir un vieil écoulement. Le résultat est d'autant plus favorable, en général, qu'on attaque la maladie plus près de son début. On fait deux à huit injections par jour, suivant les effets qu'on obtient, et on les continue jusqu'à la guérison, en diminuant progressivement le nombre. M. Wal-Moreau a traité trente-deux malades de cette manière ; les injections ont été pratiquées à toutes les époques de la maladie, depuis le premier jour jusqu'au vingt-huitième de sa durée. Vingt-quatre sujets ont guéri, un n'a éprouvé aucune amélioration, quatre ont eu des orchites, et trois des douleurs urétrales, avec adénite.

M. Debeney enchérit à tous égards sur ses prédécesseurs. Suivant lui les injections caustiques sont préférables à tout autre moyen, et surtout à celles dans lesquelles on n'emploie que de faibles doses de nitrate; avec ces dernières on parvient bien à guérir certaines blennorrhagies anciennes, dont l'écoulement forme le seul caractère, mais ce n'est qu'après douze à quinze jours de traitement, tandis qu'avec de fortes doses on a rarement besoin de plus d'une injection; et que vingt-quatre heures suffisent pour tarir la blennorrhagie la plus intense. Aussi taxe-t-il de pusillanimité ceux qui se montrent avares de nitrate. Sa dose varie de dix à vingt grains par once d'eau distillée; celle par laquelle il débute est de dix grains par once de liquide; dans quelques cas, les malades ou les pharmaciens ont augmenté la quantité de l'eau, et l'inflammation n'a point avorté; bien plus, elle a augmenté d'intensité, et des accidens sont survenus, tandis que l'injection franchement caustique fait tout disparaître en quelques heures. M. Debeney cite quatre-vingt-trois cas à l'appui de ses assertions. L'injection produit presque instantanément, dans le canal, une douleur atroce, qui se propage aux cordons spermatiques et aux testicules, et qui dure quelques heures; puis il survient une inflammation violente, immédiatement suivie d'une excrétion de pus blanc; ensuite il y a diminution progressive des symptômes; l'urine qui était d'abord péniblement excrétée, coule plus tard avec facilité, et tout écoulement disparaît. Voici en quels termes M. Debeney rapporte les résultats d'une expérience qu'il a faite sur lui-même : « Pour connaître l'effet des injections caustiques dans l'urètre à l'état sain ; je me suis fait , le 27 septembre 1841, à neuf heures du soir, une injection à la dose de huit décigrammes de nitrate d'argent cristallisé pour trente grammes d'eau distillée, et voici ce que j'ai observé. « On n'éprouve d'abord d'autre sensation que celle d'un liquide froid. Au bout de trente à quarante secondes, une douleur atroce éclate tout-à-coup, et retentit dans les testicules et le long des cordons ; elle dure près de cinq minutes avec la même violence. Alors elle commence à décroître, et au bout d'une heure, elle est parfaitement supportable ; le sommeil arrive. La matière d'une suppuration épaisse et blanche coule pendant la nuit. A sept heures du matin, les urines rendues avec gêne, et une très forte cuisson, expulsent devant elles des débris de pellicules, l'eschare de la muqueuse. A dix heures, il reste peu d'écoulement ; l'émission des urines a lieu librement et sans douleurs, ce qui annonce que tout gonflement a cessé, et que l'irritation est terminée ; à midi, le canal est sec ; l'état normal est rétabli et persiste. »

Je laisse de côté l'application des injections caustiques au traitement de l'urétrite aiguë. On cite des faits favorables, il est vrai ; mais ces faits n'ont point encore été contrôlés, et d'ailleurs les expériences sont de trop fraîche date pour qu'on puisse savoir s'il ne s'ensuivra pas tôt au tard des conséquences plus ou moins graves. Ce qu'il y a de certain, c'est que M. Debeney a vu plusieurs fois le coït trop rapproché du moment de la guérison rappeler l'écoulement, et le même effet résulter des écarts de régime. L'urètre n'est donc pas, du moins toujours, revenu à des conditions parfaitement normales, puisque rien de semblable n'a lieu chez l'homme bien portant. J'ajouterai une réflexion quant à l'introduction de la liqueur dans la vessie, où l'on a même proposé et exécuté de la faire parvenir exprès ; ces sortes d'injections ont un avantage réel sur le mode de cautérisation proposé par M. Lallemand, celui d'agir d'une manière plus uniforme et plus générale, de sorte que si elles atteignent les parties saines comme les parties malades, du moins ne manquent-elles pas ces dernières, ainsi qu'il peut arriver au *crayonnement* des parois vésicales. Mais si la vessie est à cellules, chose très fréquente, comment se hasarder d'y pousser une injection caustique? Ces cellules n'ont qu'une faible puissance d'expulsion, si même elles en possèdent une; le liquide y séjournera donc, et, en admettant que son contact momentané n'entraîne pas d'accidens graves, en sera-t-il de même quand il restera plus ou moins long-temps en rapport avec des poches, qui ne sont quelquefois séparées de la cavité abdominale que par une paroi extrêmement mince? La crainte d'avoir affaire à un cas de cette espèce arrêtera toujours un praticien sage, quand bien même, je le répète, il ne redouterait aucun désordre grave de l'action instantanée du caustique sur la membrane muqueuse vésicale.

Pour en revenir à la partie profonde de l'urètre, les injections caustiques ont les mêmes inconvéniens que le procédé de M. Lallemand, celui d'atteindre à-la-fois et les points malades et ceux qui ne le sont pas; elles ne peuvent même jamais manquer ces derniers, en raison de leur état liquide.

J'ai déjà parlé des effets consécutifs de la cautérisation urétrale, dont les partisans des nouvelles méthodes, celle surtout par les injections de nitrate d'argent dissous, ne se préoccupent nullement. L'opinion la plus générale est que les injections astringentes, styptiques, cathérétiques, sont l'une des causes les plus puissantes des rétrécissemens urétraux, et de ceux de la plus grave espèce.

D'un autre côté, les praticiens les plus justement estimés ont remarqué que les rétrécissemens traités par le caustique étaient, tout comme les autres, sujets à récidiver, et que la récidive, en pareil cas, constituait un des cas le plus rebelles à tous nos moyens curatifs.

Que faut-il de plus pour juger l'application des caustiques, à une région quelconque de l'urètre, telle qu'on la pratique aujourd'hui, en voulant la faire considérer comme une méthode générale de traitement?

J'ajouterai cependant quelques faits pour corroborer mon opinion.

M. Debeney dit que les malades dans l'urètre desquels on avait fait une injection caustique, éprouvaient tous d'atroces douleurs, qui se propageaient aux cordons spermatiques et aux testicules. Ces douleurs, assure-t-il, cessaient au bout de quelques heures, et le malade ne s'en ressentait plus le lendemain. Certes, je ne cherche point à répandre des doutes sur l'exactitude de ce qu'il avance; mais c'est un devoir, en cette circonstance, de dire que des faits contraires se sont offerts à moi en assez grand nombre, et de rappeler que j'en ai même publié quelques-uns. Les malades dont je veux parler avaient, en effet, ressenti de vives douleurs aux testicules et aux cordons, surtout quand on appliquait le caustique au voisinage du col de la vessie; mais ces douleurs, bien qu'elles ne fussent pas atroces, persistaient quelquefois plusieurs jours; dans certains cas même les testicules et les cordons ont conservé une sensibilité excessive, qui s'est montrée rebelle à tout traitement.

Dans quelques circonstances où le caustique avait été appliqué par moi, tantôt pour combattre des écoulemens rebelles, tantôt pour remédier à de violentes névralgies du col vésical, ou pour détruire des excroissances fongueuses de cette région, j'ai employé alternativement le porte-nitrate à bouton, les bougies escharotiques, et les injections, à faible dose, il est vrai, de sorte que j'ai été à même de suivre les effets du médicament sur les organes génitaux.

Mais la plupart des malades que j'ai vus n'avaient pas été cautérisés par moi. Ils ont réclamé mes soins pour être délivrés d'un reliquat de souffrances que leur avait laissé le caustique. Chez les uns, j'ai trouvé une induration partielle des parois du canal ; chez d'autres, un écoulement abondant, parfois une tuméfaction de la prostate, enfin, dans la majorité des cas, un agacement extrême de l'urètre et du col vésical, s'étendant aux cordons et aux testicules, avec besoins fréquens d'uriner, difficulté, lenteur et douleur pour les satisfaire ; quelquefois même la santé générale s'était détériorée, les sujets avaient maigri ; ils étaient faibles, très impressionnables, et impropres à toute espèce d'occupations sérieuses ; plusieurs avaient même perdu les facultés viriles. Voilà ce que j'ai observé nombre de fois sur des hommes qui avaient été traités par divers praticiens, ceux même qui affirment guérir toujours.

J'en ai noté, entre autres, trois qui m'ont consulté le même jour, et qui m'offrirent un bien triste tableau des conséquences de la cautérisation urétrale. L'un avait été traité pendant dix-huit mois par un habile chirurgien de Paris. On l'avait successivement scarifié et cautérisé. Ce malheureux, d'un tempérament fort irritable, traînait une existence pénible ; ses organes génitaux étaient devenus sensibles au point de ne pouvoir pas supporter le contact des vêtemens. Un autre venait de Londres, où il avait été soumis aux antiphlogistiques, au cubèbe, au baume de Copahu, et finalement à de nombreuses cautérisations : ses organes génitaux n'étaient pas excessivement douloureux, mais les parois de l'urètre avaient tant de dureté et de raideur, la surface du canal était en même temps si irritable, que l'émission de l'urine se faisait très péniblement ; il fallut un traitement de trois mois pour le rétablir. Le troisième était un jeune médecin, auquel la lecture de certains ouvrages sur les rétrécissemens urétraux avait été funeste. Pour une urétrite simple, qui datait de quelques jours, on fit des injections avec une solution de nitrate d'argent, et bien qu'il n'y eût qu'un quart de grain de sel par once d'eau, ou, comme dirait M. Debe-

ney, par cette raison même, il se manifesta, à la partie profonde de l'urètre et au col vésical, des douleurs sourdes,
mais excessivement opiniâtres ; l'écoulement avait disparu ;
mais les douleurs, qui s'étendaient au pubis et au sacrum,
avaient plongé le malade dans un tel état de mélancolie, que
je ne fus pas sans inquiétude pour les suites. Au bout de
quelques semaines il quitta Paris, et je ne l'ai plus revu.

Tout récemment encore, j'ai été appelé en consultation,
avec MM. Rayer et Jacob, par un malade que j'avais déjà
vu chez moi neuf mois auparavant. On le croyait atteint d'un
rétrécissement, dont l'existence était au moins problémati-
que. M. Amussat fit, dans l'urètre, une forte cautérisation,
qui entraîna des accidens. M. Leroy d'Etiolle, consulté ensuite, soupçonna de même une coarctation, fit plusieurs cautérisations légères, introduisit des bougies, qu'il faisait gar-
der long-temps, et prescrivit des bains sulfureux, des frictions
à la partie interne des cuisses, le tout sans amélioration.
M. Pasquier, venu plus tard, sonda le malade, l'explora,
passa des bougies, mais toujours sans résultat. On essaya
depuis les bains froids, les eaux d'Aix-la-Chapelle, les bains
de mer, qui, tantôt nuisirent, tantôt ne procurèrent qu'un
soulagement passager. Aujourd'hui le malade se tourmente
beaucoup, et se croit atteint d'un reste de syphilis ; on lui
donne des dépuratifs.

Ces états nerveux généraux, ces irritations vives de l'u-
rètre, du col vésical et des organes génitaux, se présentent
à la suite de l'emploi du nitrate d'argent, soit contre les rétrécissemens du canal , soit contre les lésions du col de la
vessie , avec des nuances si variées et un tel nombre de
symptômes, spécialement relatifs à l'excrétion de l'urine,
qu'il faudrait entrer dans de très longs détails pour en faire
un tableau complet. Je me borne donc à une indication som-
maire.

Ainsi, les faits de ma pratique ne prouvent point en faveur de la cautérisation de l'urètre et du col vésical. Ils contrastent si singulièrement avec ceux qu'ont recueillis d'autres praticiens, que je crois utile d'indiquer la cause de cette différence.

On pourrait croire que les faits sont contradictoires, qu'il y a erreur ou infidélité dans l'exposé des uns ou des autres ; et pourtant il n'en est pas ainsi. Voici comment les choses se passent. Un homme contracte une blennorrhagie ; cette maladie persiste ; divers moyens simples sont employés inutilement. On applique le nitrate d'argent, et l'écoulement cesse. Puis on perd le malade de vue, et on le déclare guéri. Il l'est effectivement, en ce sens que l'écoulement n'existe plus. On se croit en droit d'enregistrer un succès obtenu par une médication déterminée, et ce résultat engage à récidiver. Mais, au bout de quelques mois, de légères difficultés d'uriner apparaissent ; il y a de l'irritation, de l'agacement, de la sensibilité aux testicules, sans écoulement toutefois. On emploie des adoucissans ; souvent l'état s'amende, et le malade reste tranquille. Dans tous les cas, lorsqu'il sent le besoin de réclamer les secours de l'art, il s'adresse, soit à son médecin ordinaire, soit à des chirurgiens en réputation pour la guérison du mal dont il est atteint ; rarement revient-il à celui qui a traité la blennorrhagie, et cela pour différens motifs faciles à comprendre. Le partisan de la cautérisation n'a donc que bien rarement occasion de voir les effets consécutifs de la médication par lui employée. Il est de bonne foi, en annonçant un succès, mais cette bonne foi n'empêche pas qu'il se trompe.

La même chose arrive pour les coarctations urétrales et pour les écoulemens opiniâtres. Le malade, traité par la cautérisation, auquel on a promis une guérison durable, se voit trompé dans son attente ; il en accuse et l'opérateur et le moyen dont celui-ci s'est servi. Dès que la récidive a lieu, il réclame d'autres soins, et le premier praticien, qui l'a perdu de vue, le croit toujours en pleine santé.

Telle est la principale cause des erreurs dont sont semés les ouvrages que j'ai passés en revue.

Et cela est si vrai, que les plus chauds partisans modernes de la cautérisation urétrale parmi nous, ont été obligés de le reconnaître eux-mêmes. Ecoutons M. Serres, dans le Compte-rendu de la clinique chirurgicale de Montpellier, pour l'exercice 1839. « N'ajoutez pas, dit-il, une foi trop « grande à ce qu'on a écrit sur ce sujet, ou vous aurez bien « des mécomptes dans votre pratique. On excuse sans doute « aujourd'hui tout ce qu'a dit Ducamp sur les effets curatifs « de la cautérisation, car il était jeune alors, et la mort l'a « ravi à la science avant que le temps eût dessillé ses yeux. « Mais celui qui, dans l'état actuel de la chirurgie, avec « tout ce qu'on a appris depuis cette époque, voudrait « parler ce langage, serait loin de la vérité.» M. Lallemand, de l'autorité duquel s'appuient les enthousiastes modernes de la cautérisation urétrale, a senti la nécessité d'arrêter les progrès d'un fanatisme qui menaçait de devenir si dangereux. Voici en quels termes il s'exprime, dans une note publiée à l'occasion d'un malade dont il rapporte l'histoire dans son Traité des pertes séminales. « Je saisirai cette oc- « casion pour m'élever de nouveau contre l'abus épouvan- « table que certains praticiens font aujourd'hui de la cauté- « risation; il n'y a pas de moyen thérapeutique qu'on ne « puisse compromettre par de pareilles exagérations. » On regrette que cette déclaration, d'ailleurs trop peu explicite, soit comme perdue au milieu d'un livre autre que celui dont elle est destinée à contrebalancer l'influence.

S'il fallait encore une preuve de l'insuffisance, de l'inutilité, des dangers même de la cautérisation urétrale, nous la trouverions dans la pratique des chirurgiens anglais. En aucun pays cette méthode n'a joui d'une aussi grande vogue

qu'en Angleterre, nulle part elle n'a trouvé des promoteurs
aussi influens, nulle part elle n'a été aussi généralement
employée pendant un demi-siècle, et pourtant nulle part
elle n'est tombée dans un si complet discrédit. Dans le
voyage que je viens de faire à Londres, j'ai acquis la certitude que les praticiens les plus distingués de ce pays l'emploient fort rarement aujourd'hui, ce que constatent d'ailleurs les ouvrages des premiers d'entre eux.

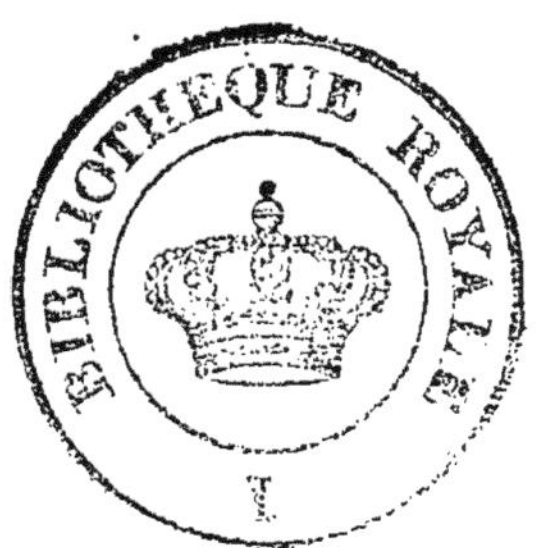